U0284322

心脏 Cardiac

崔松◎著

朱蕾蕾◎绘图

使用 Instruction

Manual 说明书

人民卫生出版社
·北京·

图书在版编目（CIP）数据

心脏使用说明书 / 崔松著. —北京：人民卫生出
版社，2023.7
ISBN 978-7-117-33911-7

Ⅰ.①心… Ⅱ.①崔… Ⅲ.①心脏病－防治－普及读
物 Ⅳ.①R541-49

中国版本图书馆 CIP 数据核字（2022）第 201465 号

心脏使用说明书
Xinzang Shiyong Shuomingshu

著　　者	崔　松
出版发行	人民卫生出版社（中继线 010-59780011）
地　　址	北京市朝阳区潘家园南里 19 号
邮　　编	100021
E－mail	pmph @ pmph.com
购书热线	010-59787592　010-59787584　010-65264830
印　　刷	北京顶佳世纪印刷有限公司
经　　销	新华书店
开　　本	889×1194　1/32　印张：6.5
字　　数	146 千字
版　　次	2023 年 7 月第 1 版
印　　次	2023 年 8 月第 1 次印刷
标准书号	ISBN 978-7-117-33911-7
定　　价	69.00 元

打击盗版举报电话	010-59787491	E-mail	WQ @ pmph.com
质量问题联系电话	010-59787234	E-mail	zhiliang @ pmph.com
数字融合服务电话	4001118166	E-mail	zengzhi @ pmph.com

序

　　医学科普是指将医学技术、科学方法、思想及精神，通过多种有效的手段和途径向大众传播，不断提高公众科学文化素养的过程。把最基本的医学技术、科学方法、思想及精神传播给普通大众，是医学科普人员及相关机构的义务，是提高全民健康素养的必要举措。

　　但面对良莠不齐的海量信息，普通民众有时难以分辨。更有甚者，一些打着医学科普旗号的"伪科学"大行其道，严重误导了民众。这种状况，一方面说明民众健康素养有待提高；另一方面则暴露出我国医学科普的"短板"。良好的科普不仅能够预防疾病的发生，而且很多已经发生的疾病也能够通过科普进行更好地管理。我曾经在第十三届全国人民代表大会第五次会议和全国政协十三届五次会议上，提出"全力推进农村医学科普普及度，全面助力全民健康素养提升"的提案。就是希望让真正的医学科普知识传递出去，提升全民的健康素养。好的科普作品首先要保证它的科学性，其次要兼具人文关怀魅力。崔松的这本书就是这样。

　　崔松曾经跟我学习，尊称我为老师，书稿完成后就拿来给我过目。翻开一篇篇文字，可以看到，他从青涩的小医生到主任医师，对疾病、对生命的思考。我比他年长 10 岁，学医的年代也较早，他的行文当中，有着我当年从医、从教、抢救患者的影子。我们都未曾忘记从医的初心。

　　记得有一年研究生面试，我通过"设套"的方式出了一道"真人秀"题目。当天，准研究生们被通知在门诊集合，然后由老师带队前往面试点，一名从学生前面经过的"患者"突发急病，倒地不起。此时，带队老师称去找人帮忙，便离开现场，留下这些学生，以及这个由医生假扮的"患者"。结果，绝大多数学生都选择了自行前往面试处，只有两名女生决定，相互帮忙将"患者"抬往急诊室。而令学生们万万没想到的是，5道面试题中的第一题便是：刚才见到门诊有人发病倒地，你是怎么处理的？准时面试的学生只能如实澄清，因为怕迟到误点，只好离场赶来。尽管那两名救人的女生因此耽搁了面试，却得到了导师们额外的加分。这正是考察医者是否具有人文关怀，医者从医的初心是什么，从医的过程中是否会为了利益而背离初心。

　　崔松做科普已经十几年了，对患者的同理之心，总能让他更敏锐地观察到，患者需要什么、想做什么。所以他总是能从单纯地、通俗易懂地解释医学知识，到通过一个个真实的案例、有血有肉的故事，来向人们展示一位医者的初心、仁心，以及对生死的感悟。《心脏使用说明书》将一个个晦涩难懂的医学知识点，用平实的语言、细腻的笔触，揉入人情世故中，通俗地展现了心脏疾病知识以及如何预防、如何急救。呈现了一位医师成熟的过程，从追求高超技术到明白生命的意义和时刻对患者有着共情和关怀之间，是一个跨越式的前进。我也希望这本书除了能给大家带来医学科普知识的增长以外，也能让你看到医者视角的人生和生命，感受与理解医生。

中国科学院院士

复旦大学附属中山医院主任医师、教授、博士生导师

上海市心血管病研究所所长

（葛均波）

前言

我一直以为，高明的医师应该是非常有创造力的，因为他的创造，会开启或者改变一种疾病的治疗方式。像发明外科麻醉、消毒、灭菌等方法的医师，乃至发现青蒿素的屠呦呦等科学家，都属于这类有创造力的医学家。还有就是在自己的工作当中创造一些新技术、新方法，改变了某些手术的进程，像葛均波院士的逆向导丝技术，像吴孟超院士的肝脏手术等。

回归到自己，我属于什么类型？我属于能够比较熟练地诊断常见病、多发病，对患者比较关怀，同时又能够将深奥的医学知识进行科普的一类医者。在行医生涯中偶尔也有所创新，让我觉得自己还对得起身着的白大衣，对得起几十年的行医生涯。

有两次抢救让我铭记于心，一次是 2003 年对一位心力衰竭合并肾衰竭患者的抢救，各种药都用足了，实在是没招了，就想着用新兴的连续性肾脏替代疗法（CRRT）来解决问题，可是那会儿医院还没有设备，我就硬着头皮用血透机完成了治疗，成功抢救了一位心力衰竭合并肾衰竭患者；另一次是抢救一位室性心律失常患者，经过了五十几次除颤，尝试了一种国内外鲜有人用的新疗法后，患者转危为安。

我不是一个特别有天赋、能够改变历史的人，但因为我喜欢聊天，所以我是一个能科普医学知识的人。当然，现在说自己能做科普的人应该非常多，可是早在 1999 年，那时候却非常少，我在 1999 年参与了《走向健康》的拍摄，整整一年，这是一部有关运动康复的医学专题片。从 2000 年开始，我在上海教育电视台做了 7 年的医学节目直播，充当"把中文翻译成中文"的角色，就是把晦涩难懂的医学名词、术语，翻译成老百姓能听懂的话。我主持的节目是《健康热线》，是上海最早开播的一档医学科普节目，节目设置有主持人和两位嘉宾，并且还有 3～4 位医学编辑负责接电话、现场询问，当时火得一塌糊涂。我就这么坚持了数年，形成了自己的语言特点，那就是善打比方、通俗易懂，能够在短时间内让人理解繁琐难懂的医学知识。主持人生涯的后半段，我已经是一位副教授，那时候我就想，我是不是能够作为被访谈的对象出现在电视节目里，而不是作为主持人。你想，谁会找主持人看病呢？

2014 年，我受上海市健康教育所委托，录制了一档短视频节目，6～9 分钟／集，节目名字叫《医知独秀》，寓意是医学知识独自脱口秀，从《医知独秀》到现在流行的短视频，我可能算得上是医学科普短视频的鼻祖呢。

喜马拉雅刚刚出现，我把《医知独秀》的音频放在喜马拉雅平台上，被一个出版社的编辑看上，于是就有了我的第一本科普书。书出版以后，我就在想这么多电视台的视频、音频以及出版的图书，我必须让它们有个归宿，所以创建了我的公众号"医声相伴崔松说"。3 个月后，公众号里有一篇文章的阅读量突破了 10 万，那就是《心脏说明书》。于是围绕我从医二十余年对于医学、疾病以及患者的所思所感，我把公众号有关心脏健康的内容整理成书，所以这本书的书名叫作《心脏使用说明书》。一方面是向大家介绍有关心脏以及心脏病的方方面面，另一方面也是给自己从医路上的阶段性总结。从创作科普的角度上说，写科普文章刚开始就是想办法把一个知识点讲清楚，后来慢慢地就想把医学知识融入故事里，再后来我意识到医学知识如果没有人文的关怀，将是非常枯燥的，我在写科普文章的进程当中，就是经历了这么三个阶段。

《心脏使用说明书》中有浅显易懂的心脏病基础知识，包括冠心病、高血压、高脂血症、心力衰竭、心律失常等，以及发病机制、检查和治疗等内容，有前面提及的有创新意义的抢救，也有我从医二十余年的一些体会和面对生死的感悟。

在这本书的创作过程中，我非常感谢我的老师给我的传承，包括我的授业恩师——上海中医药大学附属曙光医院心内科前主任蒋梅先教授，我的导师——上海中医药大学的何立人教授，我的介入启蒙老师——中国科学院院士葛均波教授等。当然，这本书的面世也要感谢我的学生们——刘暠月、杨莹、陈茉芬、李欣、蒋巨峰、李超桐等，他们进行了前期的编辑整理，也希望这本书能给您带来知识的收获和阅读的愉悦。

2023.5

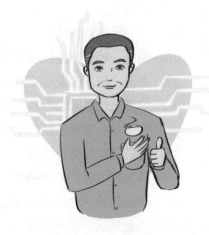

目录

03

明明白白去检查

04

说说用药那些事

05

走近神秘的介入治疗

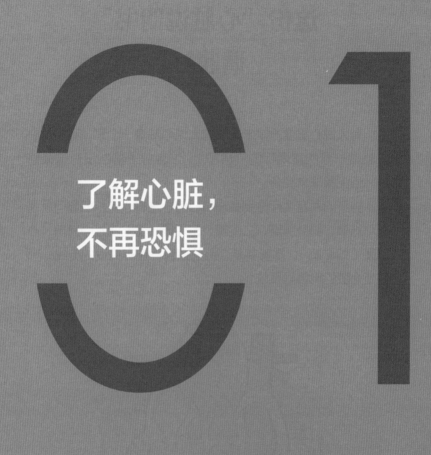

01

了解心脏，
不再恐惧

这份"心脏说明书"
请收好

　　有人说心脏像一个拳头，有人说心脏像一个泵，我觉得心脏就像一套两室两厅的"房子"。这套房子虽然没有精装修过，但配置非常完备。

　　房子的两室两厅分别是左右心房、左右心室；四扇门就是主动脉瓣、肺动脉瓣、二尖瓣、三尖瓣；墙壁就是心房壁、心室壁（即心肌）；水管就是心脏的血管；还有铺设的电线，那就是心脏的电传导系统。

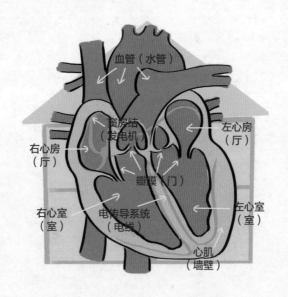

　　接下来，我们来好好了解一下这套两室两厅的房子！

• 门

心脏的"门"，专业术语叫做瓣膜。这几扇门都不普通，有的是两扇对开的门，有的是由三扇门组成的，且它们都只能单向活动。

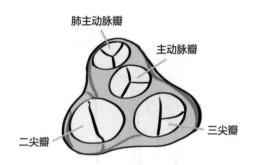

如果这些门打开的角度不大，血液的出入空间就会变小，这就是瓣膜狭窄。可能是门框与门之间的铰链不活络，门开到一半卡住了；也可能是这两扇对开的门互相顶着了、绊住了，门打开的角度就小了。

如果这些门关不紧、漏风，血液的出入就会出现问题，叫做关闭不全/反流。可能是一开始这门就小了，尺寸不匹配；也可能是这门质量不好，坏了；还

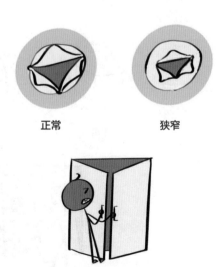

正常　　　　狭窄

有可能是用的时间久了，门老化了，单向开合的门变成了双向开合。

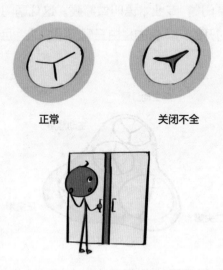

正常　　　　　　　关闭不全

如果这门掉下来了，这就叫瓣膜脱垂，也会引起关闭不全 / 反流。

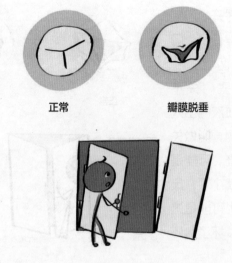

正常　　　　　　　瓣膜脱垂

● 墙壁

心脏的"墙壁"，专业术语叫做心肌。

如果墙上有个洞，就会漏风、漏雨，这就叫房间隔缺损 / 室间隔缺损。

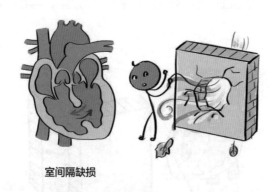

室间隔缺损

如果墙壁太薄了，房间就会变大，虽然房间大了，但是心脏收缩时没有力气，这就叫扩张型心肌病。

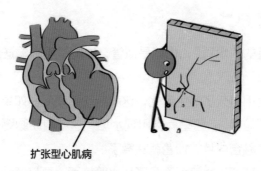

扩张型心肌病

如果墙壁太厚了，房间就会变小，这就叫心肌肥厚。这可能是造房子的时候墙壁天生就厚，这就叫肥厚型心肌病。如果墙壁厚得比较均匀，房间就变小了，里面的血就少了，泵出去的血会不够用。更严重的是，如果门口的心肌肥厚，把房门堵上了，血泵不出去，就会出现黑矇（两眼一抹黑）、晕厥，甚至是猝死！

高血压也有可能导致心肌肥厚。由于高血压患者的心脏要更快、更强地泵血，使得心肌不停地"用力"，导致心肌变得很厚。

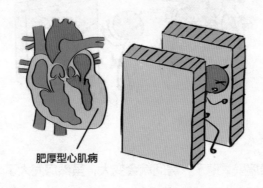

肥厚型心肌病

• 水管

心脏的"水管"，也就是血管，功能是用来输送血液、营养心肌。

水管用得久了难免老化，这就叫动脉硬化。如果总是往水管里倒"垃圾"，管壁就会出现水垢，这就叫动脉粥样硬化斑块，斑块融合成片，血管就狭窄了。

水管狭窄，水流就不畅了；水管堵死，直接就断流了！心肌没有血液的营养，就会出现心肌缺血甚至坏死！

● **电路**

　　心脏的"电路"，专业术语叫做心电传导系统。窦房结是发电机（人体自带的心脏起搏器），心电通过结间束，到达"中继站"——房室结（如果发电机罢工，它可以临时发电），再通过房室束继续下传，到达左束支 / 右束支。在这套电路的指导下，心脏收缩和舒张。

　　如果电路出现问题了，电灯可能会不亮，也可能会乱闪；而如果心脏的起搏和传导出现问题了，可能会发生心脏节律、频率或激动顺序异常，从而出现心动过缓、窦性停搏，或心动过速、心律不齐等。

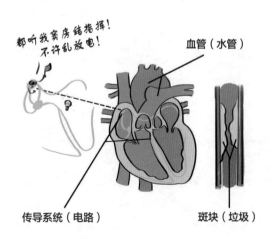

都听我窦房结指挥！不许乱放电！

血管（水管）

传导系统（电路）　　　　斑块（垃圾）

● **收缩力**

　　房子不会动，但心脏是会动的，心脏就像一个泵，把血液泵到全身，泵的功率就叫收缩力。

如果泵出现了问题，收缩力过弱，泵向全身的血液就会不够，可能发生各脏器供血不足等情况，从而引发疾病。

● 总结

心脏这套两室两厅的房子，这个比喻不难理解吧！其实在心脏这套房子里，最重要的还是水管！如果水管出了问题，我们的墙会烂、门会坏、电会乱！所以要注意保护水管，也就是保护心脏的血管！

心脏病怕什么

心脏病有很多种，每一种心脏病的病因都不一样，所以怕的东西肯定也不一样，但是那么多种心脏病都有一个怕的东西，那就是怕冷！

• 为什么心脏病都怕冷呢

首先，人在寒冷的环境中，对能量的要求更高！此时除了要维持人体的正常活动外，还要去抵御寒冷，需要产生更多的热量，心脏也需要加快泵血。所以对抗寒冷对心脏而言是一种负担。如果心脏功能不足，那么在寒冷的环境中，它就可能出问题。

其次，中医强调："寒主收引"。收引就是收缩，寒冷对血管产生刺激，引起收缩。那血管可能出现压力增高，痉挛，也可能会堵住，就可能引起高血压、心绞痛甚至心肌梗死。所以寒冷对心脏是一种考验。

除了怕冷以外，我们接下来看看，每种心脏病都怕什么。

• 高血压最怕盐

很多人得的是盐敏感性高血压，这和我们的生长基因有关系。盐是人体不可或缺的、必需的一种元素，人体就有把盐保住的机制——保钠机制。但有些人保钠功能发生了异常，钠排不出去，一旦吃多了咸的东西，血压就会增高。盐敏感性高血压的发病率高达 15% ~ 42%。

为什么盐和高血压密切相关呢?

因为血压是血液对血管壁的压力,血管内的血液量增多,对血管壁的压力增加了,血压就会升高。而钠恰恰可以增加血液当中的水分含量,叫水钠潴留。比如说把一罐子盐暴露在空气当中,一会儿盐就潮了,因为盐可以吸收空气中的水分。

盐摄入多了,首先,人体的血容量会增加,血压会升高。其次,盐还可以激活人体的一些神经,比如交感神经,这是人激动时兴奋的神经,导致激动的时候血压也会升高。除此之外,盐还可以激活一些激素,比如血管紧张素,让血管收缩。所以,从血容量到神经内分泌等方面,盐都可以让血压升高。

• 冠状动脉粥样硬化性心脏病(简称"冠心病")最怕烟

冠心病的病因有的是遗传因素导致的,有的是"三高"(高血压、高血糖、高血脂)导致的,还有的是吸烟导致的。遗传因素我们没有办法改变,"三高"随着年龄增长或多或少会发生,而吸烟是一个完全能控制的因素,这是一种不良的生活习惯。

大家看一看吸烟的人的面容——脸色比较晦暗!那是因为烟草里的尼古丁会兴奋中枢神经和交感神经,使心率加快,同时也促使肾上腺释放大量儿茶酚胺,使小动脉收缩,导致血压升高。所以皮肤表面的血管收缩时,人的脸色就比较晦暗;而心血管痉挛时,就会引起心绞痛/心肌缺血,甚至是心肌梗死。而且,长期吸烟也会让血管内皮变得毛糙,加速动脉硬化。因此冠心病怕烟,无论是一手烟,还是二手烟,甚至是电子烟,都会对血管造成不良影响!

• 房颤最怕酒

有一种病叫做假日综合征，这可不是形容度完假以后上班觉得很疲惫、打不起精神，而是指由于假期里熬夜狂欢、饮酒等，假期过后的某一天突然发生房颤！疲劳加酒精就可以引起房颤！如果你的心脏本身就有问题，容易发生房颤，那你更得注意滴酒不沾！

• 早搏最怕紧张

精神因素对早搏的影响非常大！我们平常会听到一种说法：看到一个很"刺激"的场景，太美或是太吓人，心中会"咯噔"一下，似乎漏跳了一下，那可能就是早搏。

我们的"电灯"会因为精神紧张而突然"闪"一下，那就是早搏。很多人本来什么感觉都没有，就是因为体检的时候做了心电图或者动态心电图（Holter）发现：一昼夜出现了100～200次早搏，然后就觉得"完了，完了"，结果茶不思饭不想。其实，我们的心脏一昼夜搏动10万次左右，如果没有器质性心脏病，这些早搏并不会对人的身体产生任何影响，大可不必太紧张！要知道，越紧张越容易早搏！

• 心力衰竭最怕水

心力衰竭就是心脏这个让人体血液不停循环的"泵"不行了，打个比方，以前"泵"的功率是6 000瓦，现在只有3 000瓦，当泵的功率下降后，人体的血液循环就会减慢，以至于"上游"的血液泵不到"下游",那就淤积在"上游",形成水肿。简而言之,心力衰竭就是"泵"处理血液容量的能力下降了!

特别强调一点,心力衰竭出现的时候不能多喝水!不仅不能多喝,有时还得限水!心力衰竭的患者得拿有刻度的杯子喝水,排尿时用有刻度的尿壶测量,进去多少就得出来多少,要出入平衡,最好能入不敷出。否则喝进去了 1 000ml 水,但只出来 500ml 尿液,还有 500ml 就留在体内了,会加重心脏的负担。

● 总结

各类心脏病都有不同的怕,如果你有心脏方面的疾病,那就要注意避免以上心脏病害怕的东西!所有心脏病都怕冷!另外,高血压怕盐!冠心病怕烟!房颤怕酒!早搏怕紧张!心衰怕水多!

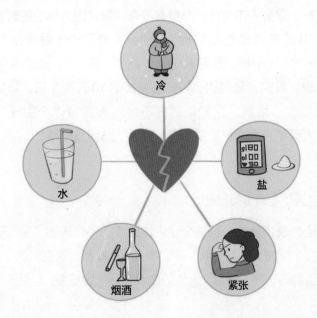

窦性心律是个啥

经常有患者过来问我："医生，你看我的心电图好不好，上面写的窦性心律，我都窦性心律了，我是不是快死啦？"

● 什么是窦性心律

确实，医学上的很多专业名词都让人费解，那是因为现代医学起源于西方，目前国内很多医学名词是翻译过来的，比如说窦性心律的窦，可不是歌词里面的"蓝脸的窦尔敦"一样姓"窦"，而是由英文 sinus 翻译而来。为什么把它翻译成窦呢？因为窦的意思就是一个只有进口没有出口的、有盲端的孔道。而两端都有出口，一头进一头出的叫做隧道。

窦房结在右心房和上腔静脉交界的地方，有个凹进去的窦道，里面有一块心肌组织，它具有自律性——会起搏，心肌组织里有可以让心肌活动起来的起搏细胞。从窦房结发出的冲动，经过心脏的传导束到达心脏的每个角落。心肌经过电刺激后会收缩，这是心脏的电活动基础，而这个基础的源头就是窦房结。所以只要是窦性心律，说明心脏电活动的起源点是好的。

正常的窦性心律一般为 60~100 次 /min，运动员的心率可为 50~60 次 /min，6 岁以前的儿童可超过 100 次 /min，初生婴儿则可达 100~150 次 /min。

● 什么是窦性心动过缓

窦性心律经常伴随着另一个名词出现：窦性心动过缓。如果窦房结自发的节律小于 60 次 /min，就叫窦性心动过缓，窦性说明它是正常的节律，但是速率慢了，所以叫过缓。

1. 窦性心动过缓要不要紧呢

窦性心动过缓大多数是生理性的，多见于健康人群，尤其是运动员、年轻人，还会出现在睡眠状态下。生理性的窦性心动过缓对人体血液流动和器官供血改变不大，所以一般没有症状，也不需要处理。倘若平时觉得心率慢，可以去跑一下楼梯，如果心率能超过 90 次 /min，说明窦房结基本没有什么问题。病理情况下可出现心悸、胸闷，严重时可出现头晕、眼前发黑、晕厥，甚至可能诱发心绞痛。所以首先需要排除可能导致窦性心动过缓的原因。

2. 窦性心动过缓背后可能隐藏的问题

（1）自主神经功能紊乱：一些生理性或者病理性的原因引起迷走神经张力过高会引起窦性心动过缓。

（2）窦房结功能受损：由于发出心脏搏动指令的司令部——窦房结出了问题，引起心动过缓，一般继发于心脏器质性病变，如急性心肌梗死、炎症、缺血、缺氧、中毒及老年退行性变等。

（3）药物影响：一些抑制窦房结的药物，包括控制心律失常的药物，如 β 受体阻滞剂、胺碘酮、普罗帕酮、非二氢吡啶类钙通道阻滞药、洋地黄类、普鲁卡因胺；还有一些有镇静作用的药物也会造成心动过缓。

（4）其他：代谢紊乱、精神疾病等也会诱发窦性心动过缓。

3. 窦性心动过缓怎么治疗

窦性心动过缓主要是针对病因进行治疗，特别是对于老年患者，一定要分清是否有病理性的原因。

没有症状一般无须治疗；但如果出现了相关的症状，可遵医嘱静脉滴注 / 口服加快心率的药物；但如已明确是病理性的窦性心动过缓、有症状并且药物疗效不佳，应该采取植入人工心脏起搏器的治疗方法。

● 什么是窦性心动过速

有的人跑几步后，心脏开始"突突突突"地跳；或者向领导汇报工作的时候，心脏也会"突突突突"地跳。

这是窦性心律的另一种情况，叫做窦性心动过速，它还是正常的窦房结发出来的节律，只不过心脏搏动超过 100 次 /min 了。

窦性心动过速其实是一种对适当的生理刺激或过度刺激的正常反应。人在一些刺激下，比如运动、紧张情绪等，都会使心脏的起搏细胞——窦房结细胞做出反应。除了运动、情绪激动外，还有吸烟、饮酒、喝茶、喝咖啡等也会引起窦性心动过速。这是正常的生理反应，也不需要进行治疗。

但如果你常在安静的时候出现或者经常处于窦性心动过速的情况下，那需要排除可能导致窦性心动过速的病理性原因。

1. 窦性心动过速背后可能隐藏的问题

（1）发热。

（2）贫血或失血状态。

（3）缺氧或呼吸功能不全。

（4）甲状腺功能亢进。

（5）低血糖。

（6）心功能不全。

（7）自主神经功能紊乱：交感神经兴奋性增高，迷走神经张力减低。

（8）服用某些影响心率的药物（比如儿茶酚胺类药物、阿托品、氨茶碱及甲状腺激素类药物等）。

2. 上述原因引起的窦性心动过速要治疗吗

一般不需要针对窦性心动过速本身进行治疗，治疗应该针对原发疾病，去除诱发因素。而如果明确是由情绪紧张引起的，必要的时候可以在医师的指导下服用 β 受体阻滞剂或非二氢吡啶类钙通道阻滞药以减缓心率，也可以短期服用镇静药。

• 窦性心律不齐

窦性心律还有一种情况叫窦性心律不齐，这种心律不齐符合一个规律——与呼吸相关：吸气的时候心率快一点，呼气的时候心率慢一点，节律会不整齐，但还是窦房结发出的节律，所以叫做窦性心律不齐。

窦性心律不齐往往见于青少年，有一次门诊，我碰到一个二十几岁的女孩，她说自己有窦性心律不齐，我开玩笑地跟她说："这说明你还在青春期，小孩才有窦性心律不齐。"如果你已经是中年人，吸气的时候心率反而慢，呼气的时候心率快，是反过来的，那就要查查血管，看有没有心肌缺血的现象，进而对症治疗。

总而言之，窦性心律只是代表它的起源点是正常的，它还可以合并其他异位的节律，比如窦性心律伴期前收缩（又叫过早搏动，下文简称"早搏"），窦性心律伴心肌缺血都是可能的；只是窦性心律不会合并房颤，因为房颤的时候窦房结就不是正常的起源点了，心房的各种激动，干扰了窦房结的功能，所以叫房颤。

医学要求严谨，医学上的描述往往是对客观事实的描述，不会写正常两个字。所以，如果你的心电图诊断上写的仅是窦性心律，那可能确实没啥大事儿。

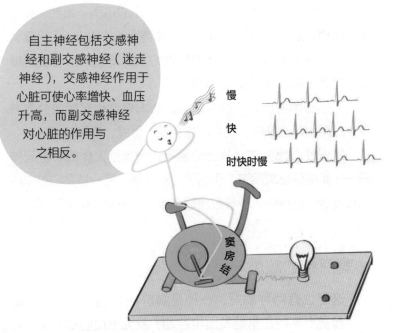

自主神经包括交感神经和副交感神经（迷走神经），交感神经作用于心脏可使心率增快、血压升高，而副交感神经对心脏的作用与之相反。

慢

快

时快时慢

窦房结

心率慢到底要不要紧

在说缓慢性心律失常之前，我先讲一个故事。

前段时间，有个朋友说他的老伴最近老是晕过去，并且摔倒，有一次坐在旅游大巴上直接倒在旁边人身上了。我说很有可能是心脏出问题了，赶紧来检查一下。检查发现她的脉搏跳跳停停的，赶紧做了个心电图，结果竟然是正常的。

• 这是怎么回事

再次检查，脉搏还是比较慢，跳跳停停的。仔细一想，就知道问题所在了。我让患者坐位做了一个心电图，果然"抓住了"停搏，后来又做了动态心电图监测系统（Holter）检查，提示最大停搏有 5 秒。最终的处理方案是安装人工心脏起搏器，之后患者就再也没有出现晕厥了。

人的心率可以快，也可以慢，心率慢会引起射血分数减少，乃至引起脑缺血，就会产生头晕、黑矇、晕厥等情况。

缓慢性心律失常大体上分两类，一类是人体的心脏起搏器——窦房结出故障了，引起了心动过缓。另一类是心脏电冲动在传导的过程中，传导束出现了故障，引起了传导阻滞。

• 窦房结的故障

这里也有两种情况，一种是窦房结真的坏了，跳不动了，起搏点不能正常地发出电冲动，就会出现心动过缓、停跳、漏搏等症状。还有一种情况，窦房结本身没有坏，但是控制心脏的神经出现了问题。交感神经使心脏兴奋，迷走神经会抑制心脏搏动，心脏正常运作有赖于交感神经和迷走神经功能的平衡。如果迷走神经张力过高，就会抑制心脏搏动，心率会变慢，甚至停跳。

● 第二种缓慢性心律失常——传导阻滞

经常有人问我："崔医生，我的心电图报告单上写着传导阻滞，是不是我的血管阻滞了？"心电图报告单上的传导阻滞是指电路阻滞，电传导不过去了，不是血管阻滞了。

传导阻滞分为一度传导阻滞、二度传导阻滞和三度传导阻滞。

一度传导阻滞是传导稍微有点延迟，但是没有阻断，心脏还搏动得起来。就像是交通有点拥堵，车速就比较慢，但车可以一直往前开。三度传导阻滞就是传导完全阻断了，一点都传不下去了，心脏没有办法完成一次搏动，这是非常危险的。有些人会突然晕厥，甚至猝死；但也有些人会幸存，因为人体有代偿机制，有备用的起搏系统，我们叫它逸搏。当心脏突发不搏动的时候，这个系统可以在房室交界处发出电冲动，暂时"接管"心脏的搏动；也可以从心室发出逸搏。但逸搏只是"备用"，它是暂时的，并不稳定。如果患者诊断为三度传导阻滞，就应该尽早安装永久人工心脏起搏器。

二度传导阻滞的传导阻滞程度介于一度传导阻滞和三度传导阻滞之间，有时传得下去，有时传不下去；有时是传导线路真的坏了，有时也可能是控制心脏的神经出了问题。如果患者被诊断为二度传导阻滞，要在医师的指导下定期随访或者服用药物，或者植入人工心脏起搏器。

那为什么会出现传导阻滞呢？一些传导阻滞是可逆的，比如由炎症、缺血、电解质紊乱、药物引起的；还有一些是不可逆的，比如由心肌坏死、衰老、退变或医源性因素引起的。对于可逆的传导阻滞，要积极地干预，解决原发病的问题；但对于不可逆的传导阻滞，只能用"人工电线"来代替原来的传导束了，那就是安装人工心脏起搏器。

• 如果出现了上述情况，该怎么办呢

首先需要明确：是本身心率慢？还是在一些药物或者特殊情况的影响下心率变慢？在排除外界干扰因素后，让医师来判断出现的心率慢有没有危险！

如果仅仅是心脏搏动得慢点儿，比如说窦性心动过缓，约50次/min，根本不用担心。但是，如果在以下几种情况时出现心率慢，就要当心了！

（1）出现头晕、黑矇、突然晕厥。

（2）初发/新发的心率慢（就是以往心率70~80次/min，突然心率持续只有50次/min了）。

缓慢性心律失常一般可以通过药物进行治疗。但如果实在太慢了，我们也有绝招——那就是安装人工心脏起搏器。

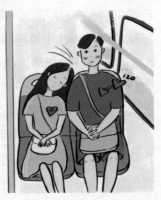

快来了解 21 世纪的
心血管流行病——心房颤动

心房颤动（简称房颤）是 21 世纪的心血管流行病，我国成人房颤患病率为 1.6%，房颤患者近 2 000 万，然而房颤的知晓率和治疗率却不容乐观！研究发现，2013—2016 年，新发房颤患者使用新型口服抗凝血药的治疗率不足 25%！甚至 36% 的房颤患者根本不知道自己已患病！

• 什么是房颤

心脏就像一个泵，由心房和心室组成——左心房、右心房、左心室、右心室。心脏泵血的过程是这样的：全身的血液回到心房，心房把血挤到心室，然后左心室迅速地把血泵到全身。在这个过程中，如果心室出现停搏，人就可能出现生命危险；如果心房出现房颤，虽然不会有生命危险，但至少说明心房的功能已经损坏，心房的肌肉只是在抖动，而没有收缩功能了。而这会导致以下两个严重的问题。

1. 心力衰竭 房颤患者引起心力衰竭（简称心衰）的概率是正常人的 3 倍以上。由于整个心脏的收缩力下降，它的后果就是排血功能下降，最终可能引发心力衰竭。

2. 脑卒中 房颤患者很容易出现脑卒中，发病率比正常人高 5 倍。由于房颤患者的血液回到心脏后，心肌仅仅是不停地抖动，没有一个正常的收缩过程让血液排出心房，血液慢慢地流过去，血流是涡流，很容易形成血栓，就像不流动的潭水一样，泥沙会慢慢地沉积下来。万一血栓脱落，就会随着血流栓塞到很多部位。血栓栓塞在脑部，就导致脑卒中；血栓栓塞在肾脏，就是肾动脉栓塞；血栓栓塞在下肢，就是下肢动脉栓塞。

● 哪些人容易发生房颤

阵发性房颤有时可见于正常人（在情绪激动、手术后、剧烈运动或急性酒精中毒时发生）。患有心脏、肺部疾病的人群在发生呼吸衰竭、缺氧、代谢异常或血流动力学紊乱时也可出现阵发性房颤。

持续性房颤常见于原发心血管疾病，比如高血压、冠心病、风湿性心脏病、心肌病、缩窄性心包炎、感染性心内膜炎、心力衰竭等；还常见于甲状腺功能亢进（简称甲亢），以及慢性阻塞性肺疾病（简称慢阻肺）等。

对于自主神经功能紊乱的人，迷走神经和交感神经张力的改变也会激发房颤，这种房颤又叫神经源性房颤。

还有一种特殊的房颤——孤立性房颤。这种房颤通常发生于较为年轻（＜60岁）的患者，一般没有心肺的基础疾病，也没有其他的危险因素。这类患者的血栓栓塞发生率和死亡率比较低，预后较好。

最新全球前瞻性城市乡村研究（PURE）发现：在各种危险因素中，高血压是导致房颤患者死亡的首要因素（34.3%），其次是超重和肥胖（20.7%）以及饮酒（9.4%）。在高血压和超重或肥胖女性中，房颤是导致死亡的主要原因，而在男性中，饮酒、吸烟和铅暴露的影响更大。

因此以下人群需要格外注意房颤发生的可能。

1. 老年人，尤其年龄 ≥ 75 岁的人。

2. 有心脏基础疾病的患者。

3. 慢性呼吸系统疾病患者。

4. 甲状腺功能亢进患者。

5. 糖尿病患者。

6. 肥胖或超重人群。

7. 自主神经功能紊乱患者。

• 房颤有什么症状

房颤的症状主要受房颤发作时的心率、持续时间和个体差异的影响，多数房颤患者有心悸、胸闷、乏力的症状，甚至出现胸痛、呼吸困难、眼前发黑、晕厥等表现，还有一些患者可能出现出汗、多尿。这时候的脉搏绝对是不整齐的，我们用"绝对"两个字来说明房颤时脉搏的特点——没有哪两次心搏的间隔是一样的。

还有一部分患者没有任何症状，比如心率较慢的人群。在没有心脏症状的房颤患者人群中，很大一部分患者直接是以心衰、脑卒中或者其他血栓事件初次就诊。

• 哪些检查有助于发现房颤

最直接的检查就是心电检查，包括常规心电图、动态心电图、心电监测等。

1. 常规心电图

优点：便捷，有助于发现持续性房颤、永久性房颤。

缺点：检查时间短，只有房颤发作时才能发现问题，对于阵发性房颤来说容易漏诊。

2. 动态心电图（携带 24/72 小时 Holter 或者更长时间）

优点：检查时间长，有助于发现隐匿性的心律失常，可以发现阵发性房颤。已经明确有房颤的患者也可以通过动态心电图评估房颤的发作频率、时长、心率等。

缺点：电极长时间黏附于皮肤，部分患者可能感受不适。

3. 连续心电监测（外置心电监护仪、可佩戴心电监护仪、植入性心电监护仪）

优点：可连续数天至数年监测房颤有无发作，监测到异常可及时发出警报。其中可佩戴式的心电监护仪操作简便，不影响日常生活。

缺点：进行外置心电监测的患者需要持续卧床；植入性心电监测是有创检查项目。

● 诊断房颤最关键的是时间概念

第一个时间概念是"7 天"，这是区别阵发性房颤和持续性房颤的时间点。房颤刚开始的时候，往往是发发停停的。可能 1 年发作 3~4 次，每次发作时患者心慌、心悸，心率 150~160 次 /min，到医院治疗好转后，可能过几个月又发作了。但是如果房颤发作了 7 天还没有好转，变成了持续性房颤，就很有可能永远无法恢复了。所以，房颤发作后就诊时间千万不能拖过 7 天。

　　第二个时间概念是"48 小时"，48 小时之内一定要纠正房颤。当心脏不能正常地收缩、舒张，变成了颤动，持续时间超过 48 小时就容易形成血栓。所以，房颤患者要在 48 小时之内到医院就诊，医师能直接用药把房颤纠正过来，但是如果超过了 48 小时，就不能直接恢复了。因为心脏里面很有可能已经有血栓形成了，一旦恢复正常心律，反而容易让血栓脱落，导致脑卒中。

　　所以，千万要记住这两个时间概念。

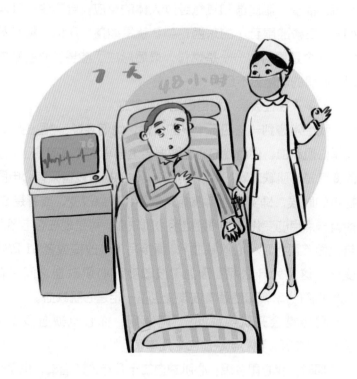

你真患有心肌缺血吗
——T 波改变要不要紧

心肌缺血是什么？心肌需要血干什么呢？血液到底在人体中起什么作用？下面我们就讲讲这方面的知识。

血液的主要功能是来运送养分的——主要是糖、脂肪酸和氧气。而糖、脂肪酸和氧气经过人体的反应，会产生一种叫ATP（三磷酸腺苷）的东西，ATP 就是能量。所以，糖和氧气，一个是原料，一个是燃料，最后形成了能量。心肌缺血时，心肌的能量会不足。

很多人往往会误以为自己是心肌缺血。

我经常碰到一些四五十岁的女性，她们会说："医生啊，我是心肌缺血。你看我的心电图报告上面写的 T 波改变，T 波改变就是心肌缺血啊！"以前没有其他的检查设备只有心电图检查的时候，确实看到 T 波有点低平、有点改变，或者是 ST段有一点点的变化，医师会提示心肌缺血。可是现在心电图报告上面不再出现"心肌缺血"，直接写 T 波改变或者 ST 段有变化。这是为什么呢？因为 T 波改变和心肌缺血之间只有20% 的符合率，即使是 T 波改变也不一定是心肌缺血。

我经常会开玩笑地问："阿姨啊，你心肌缺血多少年了？""哎呀，我心肌缺血二十几年了！"

那时，我心里会想：心肌缺血二十几年人还活着，也是个奇迹哦。

"你二十几年心肌缺血还没出现问题，那估计不是心肌缺血。"

"不可能的！"

我又问她："心肌缺血的时候，你哪里难受？"

"还好啊，有时候有点隐隐的不舒服。"

"隐隐的不舒服，多长时间啊？"

"有时候要发一天一夜……"

● 所以什么样的 T 波改变提示心肌缺血呢

阿姨这番描述完全不符合心肌缺血的表现。心肌缺血往往是发作性的，时间短于 15 分钟的胸闷、胸痛，而且和运动有关。运动后就开始胸痛，休息了又会好，再运动又会痛，休息后又好了。所以，当心电图的改变与胸痛症状相关联的时候 T 波改变才有意义。如果你的心电图上 T 波、ST 段在运动时出现问题，休息后又恢复正常，那我倒觉得确实有心肌缺血；如果你再怎么动，心电图没有变化，那就不是。但是很多人是不相信这一点的，当有医师给他扣上"心肌缺血"的帽子，他真的不愿意拿下来，那怎么办？

● 有没有更好的诊断心肌缺血的方法

还好，我们现在有更多先进的方法。

第一个方法叫运动心电图。患者会问："我没法运动啊，做心电图时我是躺着的，你让我怎么运动啊？"其实这个方法是把电极贴到患者的胸口上，然后患者在跑步机上一边跑步一边做心电图。当患者的心率增加了，达到一定的负荷量，查看一下心电图有没有改变。如果在负担加重的情况下，心电图还没有改变，那就不是心肌缺血。

这说明什么呢？说明心肌里的血足够用啦！当你跑步时心率达到目标心率 [目标心率 =（220 － 年龄）×85%]，还没有出现心肌缺血，那就不用怕啦，因为我们平时的心率也就70～80 次 /min。

也有人会问："这个检查只能说明心肌在负担重的时候没有缺血，怎么能证明在日常情况下没有发生心肌缺血呢？"

如果不放心，还可以做心脏核素扫描，这个检查就是用同位素标记血液，经过扫描可以显示结果：如果心肌不缺血，心肌充满了标记过的血液，图片全部显示红色；如果心肌有一部分缺血，那对应的部位在图片上就显示为黑色。

还有一个检查是冠状动脉 CT 血管成像（CTA）。这个检查需要使用造影剂，然后 CT 扫描心脏的血管，即冠状动脉。显影以后再看一下冠状动脉有没有狭窄，以及狭窄的程度。

• 如何确诊或排除其他的因素

确诊的"金标准"是冠状动脉造影，从手上的桡动脉插根导管，插到心脏的冠状动脉，然后注射造影剂，显影以后看冠状动脉有没有狭窄。有狭窄的话，再分析狭窄的程度，都会一目了然。

所以，现代的检查手段非常多，只凭心电图来诊断心肌缺血的年代早就过去了。而那些把"心肌缺血"的帽子戴在头上不肯摘的人，很有可能有焦虑、抑郁等精神／心理因素在作祟。

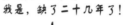

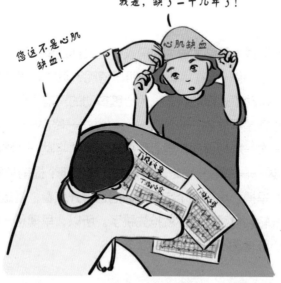

心脏早搏传达了什么信号

听到早搏（医学术语为期前收缩，又称过早搏动，简称早搏），有些人是一头雾水，什么叫早搏呢？其实，早搏指的是一种心脏搏动不规律的状态。用心脏搏动的声响举例子，正常的人的心搏是"咚哒——咚哒——咚哒——咚哒——"，有规律地、一次一次地搏动。当心脏搏动成了"咚哒——咚哒——咚哒咚哒——咚哒——咚哒咚哒——"，那个提前搏动的一次，就叫早搏。早搏两个字，咱们把它拆开来看，就是过早搏动，还没轮到你跳呢，你就抢先跳了。所以，早搏是一种心律不齐，心脏搏动不规则的一种状态。

• 人出现早搏时是什么感觉呢

人出现早搏的感觉，就像看到帅哥／美女的时候，心里猛地"咯噔"一下。或者当你看到特别害怕的东西，也会出现这种感觉。当然，有些人根本就没什么感觉，做心电图检查，医师提示说："你有早搏啊！"患者才知道。但大多数人可能会有一些心慌的感觉，如果你不在意它，也就过去了。在意它，就去做一下心电图检查，或者有一个最简单方法，就是自己测脉搏。测脉搏的时候如果是很有规律"咚哒——咚哒——咚哒——咚哒——"那就没事。如果是"咚哒——咚哒咚哒——咚哒——咚哒咚哒——"那就是有早搏了。跳跳停停的感觉有可能就是早搏。

• 早搏是从哪儿来的呢

早搏当然是从心脏里来的，但心脏有心房，还有心室，心房的早搏称房性早搏，心室的早搏称室性早搏。那到底是房性早搏危害大，还是室性早搏危害大呢？可能室性早搏的危害比房性早搏大一点儿，但只是"可能"，因为室性早搏也可能是完全无害的。

这就要说到动态心电图——一项可以记录 24 小时心电图的技术。在没有这项技术之前，只要心电图监测到早搏，就诊断是心脏病了，事实上，常规的心电图检查只能监测到不到 10% 的患者的早搏。有了动态心电图，可发现大概有 80% 的人都有早搏，或多或少，或者十几个，上百个，有的人甚至是三五百个。这 80% 的人不见得都有心脏病吧？

人们开始意识到，其实早搏只是一个信号，提醒你"身体可能出现问题了！"至于是不是心脏出现了问题，暂时无法判断。怎么办呢？做检查！先检查内分泌有没有问题，甲状腺如果有问题，会导致心率加快，发生早搏。内分泌如果没问题，再检查心脏本身有没有问题。还要问问这个人睡觉好不好，是不是精神特别容易紧张，是不是压力大。压力大也会导致早搏吗？那当然啊，心脏也受神经调节，如果调节神经太疲劳了，像一根皮筋绷得特别紧，它也会有出错的时候，就是神经冲动发错了信号——"心脏你多搏动两次吧"！结果就出现了早搏。在我的患者中，很多人的早搏并不是由心脏病引起的。

- ## 早搏是一个信号，那么，出现早搏后，到底要不要紧呢

正常人也可以有早搏，所以早搏不见得就是病。在什么情况下出现早搏需要引起注意呢？如果我问："你会在加油站吸烟吗？"你肯定回答不会。为什么？因为一不小心就会引起爆炸啊。如果说是在旷野，旁边没有什么易燃物，你在这个时候吸烟会不会引起爆炸呢？那就不会。

同样的道理，早搏是什么？它是起源点，就像一个火种，如果碰到了心脏本身有大毛病的人，这个火种就像碰到个大油库，"砰"的一下就会出现问题。所以，有严重器质性心脏病的人，如果出现早搏，那得好好诊治，得把这个"火"灭了，要不然引起"油库"爆炸，就不得了啦！如果心脏本身没有问题，早搏仅仅是个火种，不管怎么点，没有油它也不会爆炸。

所以，大家不必听到早搏，就谈早搏色变。早搏仅仅是一个信号，要不要紧需要检查心脏是不是出了问题。

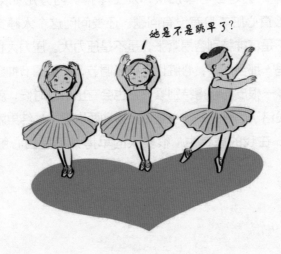

全球死因第一的疾病
不是癌症，是它

说起世纪疾病——冠心病（即冠状动脉粥样硬化性心脏病，简称冠心病），大家习惯上把"冠"字读成四声，其实它的正确发声却是一声。我们不能因为冠心病的发病率最高，是冠军，就叫它"冠（guàn）心病"。

• 为什么叫冠（guān）心病呢

为什么发声是一声，我后面再讲。我先告诉你冠心病的全称叫做冠状动脉粥样硬化性心脏病，这个名称里包括了定位——冠状动脉；病理状态——动脉粥样硬化；以及后果——心脏病。

• 为什么叫冠状动脉呢

冠状动脉是分布在心脏表面的血管，是由两根、三支组成的。左边的那一根叫"左主干"，左主干出来以后就分成两支，一支叫"前降支"，主要营养左心室的这块心肌；另一支叫"回旋支"，营养心脏左侧方和下方的心肌；还有一根在右边，叫"右冠状动脉"，营养心脏的右边。从主干发出很多小的分支，最后形成一个血管网，就像帽子一样罩在心脏的表面，帽子又叫"冠"（guān），所以，营养心脏的血管就叫冠

（guān）状动脉。冠状动脉出问题了，就叫冠状动脉粥样硬化性心脏病。

• 搞清楚定位以后，下面讲讲冠心病到底是什么性质的疾病

粥样硬化是动脉硬化的一种，这种动脉硬化的表现是血管壁凹凸不平，就像黏了很多粥，一滩一滩的，形状不规则。这些"粥"叫"斑块"，它的主要成分是低密度脂蛋白，是一种不好的胆固醇脂蛋白。它可以黏在血管壁上，逐渐增大，然后突出管腔，使管腔狭窄，血液流动不畅，最后把管腔全堵住，血管就没有办法供血了。

• 怎么会形成斑块呢

大家有没有看过换下来的水管？观察一下就会发现，那么粗的水管中可以通水的地方怎么那么少呢？其实这和血管的粥样硬化道理一样，是水管硬化了。那么，水管里的水锈是怎么形成的呢？是时间！用 1 年，它不会锈成这样；用 10 年，它可能锈得越来越厉害。所以，动脉粥样硬化的原因之一就是衰老。衰老是没有办法解决 / 干预的，也不可能返老还童。所以，我们只能接受，这是一个很重要的原因。

如果水管的管壁非常光滑，是不容易黏附垃圾的。只有血管管壁不太光滑了，那些血脂才会黏附上去，慢慢地变大。

• 是什么原因让我们的血管内皮不光滑呢

是高血压、高血糖、吸烟等因素。如果血压高，血流对血管壁的压力增大，血管内皮就容易损坏，损坏以后胆固醇容易钻到血管壁里面，慢慢地沉积下来。如果患有糖尿病，血管像糖水菠萝一样泡在糖水里，血管当然会坏掉。血管内皮变得毛糙，胆固醇也容易进去。而吸烟直接损伤血管内皮，所以我们一直提倡戒烟。国外的经验是，从心血管医师做起教人们戒烟，为什么？因为吸烟首先损害的是心脏，多年后才损害你的肺。所以，"三高"加上吸烟就引起了动脉粥样硬化，最后会导致冠状动脉粥样硬化性心脏病。

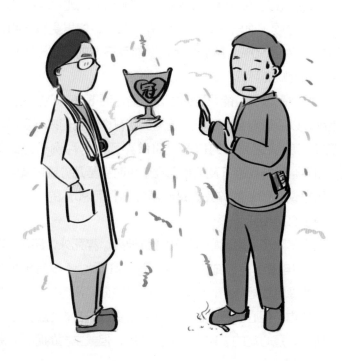

知否！知否！
冠心病患者的血管很"瘦"

血液给人体供氧以及提供各种养料。心脏收缩所需要的氧都是由血液供应的，如果血管变细了，每次供应的血液会变少。若心脏搏动得慢一点或者需要完成的"任务"少一点，那这点血液就够了。负荷一旦增加，如跑步、拿重东西或者吃得饱一点等，需要心脏更加有力泵血时，供应心脏的血液不够，就会"心肌缺血"，会觉得心前区疼痛，即心绞痛发作。

冠心病最主要的症状是胸痛，这种胸痛叫做心绞痛。出现心绞痛的时候，血管基本上已经堵了75%，如果更重一点，会堵住80%或90%，甚至全堵住，血管下游的心肌没有血液供给，就会缺血坏死，这就是心肌梗死。

心肌梗死很有可能导致死亡，即便存活下来，心脏也受到了重创，以后可能会出现心力衰竭。还有许多我们来不及确诊心肌梗死就快速死亡的情况，叫做猝死。这种例子比比皆是，如果心肌梗死来不及抢救，几个小时甚至几分钟内就会死亡。所以说，90%的猝死都是心源性的，而90%的心源性猝死都源于心肌梗死。

冠心病除了会出现心绞痛和心肌梗死、猝死外，还有一些人只在心电图上有缺血的表现，而心脏暂时还没有出现症状，这叫隐匿性冠心病；还有一类心肌缺血，没有出现心肌梗死或者死亡，但心脏已经扩大了，最后变成缺血性心肌病。

所以，冠心病的表现是多种多样的，但最主要的原因就是血管不通。

● 得了冠心病，我们该怎么办呢

首先，不能让血管再堵下去。这就要把血压控制好，把血脂降下来，把血糖控制好，不让动脉粥样硬化进一步加重。

这里重点强调一下戒烟。为什么要单独说戒烟呢？吸烟不仅会引起血管内皮损伤，会加速斑块形成，它还可以直接引起冠状动脉痉挛，使原本没有完全堵住的血管堵死，引起心肌梗死。

如果以上做法能让病情不再加重，那已经形成的血管狭窄怎么办？

若血管硬化得还不太严重，尚处于可以舒张的状态，那就服用舒张血管的药，血管舒张后通过的血液就多了。

如果血管无法舒张怎么办？可以进行支架植入术，先用球囊把血管扩大，然后植入支架支撑不让血管回弹，保持血管通畅。如果有多处血管狭窄，没有办法用一两个支架来解决，怎么办？那就需要"换血管"，这里说的换不是把冠状动脉切掉，而是在患者身上找一根合适的血管，直接连接主动脉和冠状动脉的远端，就是大家常说的"搭桥"——冠状动脉旁路移植术，外科手术的一种。

现在的治疗手段越来越多了，但是我觉得，与其最后动刀、动枪，不如之前避免罹患糖尿病、高血压、高脂血症，也不要吸烟，好好保护我们的血管。注意生活保健，才是最重要的一环！

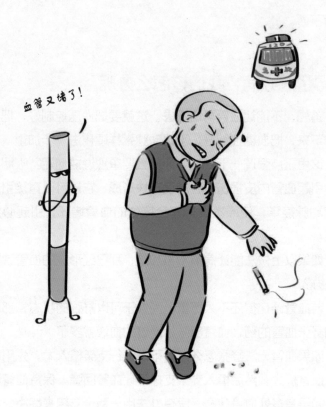

抗高血压药真的
是药厂的阴谋吗

如今，患高血压的人越来越多了。你知道血压是怎么回事儿吗？

解答问题之前先来讲个故事 ——《未完成的罗斯福肖像》。

在 20 世纪中叶，包括医学领域在内的很多人的观点是：动脉硬化后，需要更高的血压让血液通过狭窄的血管，所以高血压是人的重要代偿，不应该干预。

1949 年，Charles Friedberg 撰写的经典教科书《心脏病学》，将良性高血压定义为收缩压 / 舒张压不超过 210/100mmHg。由于这样的错误认知，当时的美国总统富兰克林·德拉诺·罗斯福的血压一直没有得到很好的控制，曾一度因为高血压引起高血压心脏病进而出现心衰。1945 年 4 月 12 日，正当罗斯福正襟危坐、由画家绘制水彩肖像时，突发脑出血而过世，给世人留下一幅《未完成的罗斯福肖像》以及无尽的遗憾。

罗斯福去世 3 年后，他的继任者杜鲁门签署了《国家心脏法案》，成立国家心脏研究所，并拨专款展开心脏病流行病学研究。直到 Framingham 研究公布才将高血压作为疾病对待，高血压终于不再被认为是符合生理的正常变化，而是必须得到有效、科学地控制与管理的疾病。由此可见，高血压真的不是药厂的阴谋，历史的教训一定要吸取。

● 血压究竟是怎么回事儿

人体离不开血压，这里的"压"是压力的意思。人体的循环系统得以正常运行源于心脏的搏动，通过心脏的收缩、舒张，使血液形成循环。血液在血管中往复运行就靠压力，这个压力就是血压。

血压有两类，经常说血压130/80mmHg，130mmHg就是平时所说的收缩压。收缩压是怎么形成的呢？其实就是心脏收缩把血液挤进血管时所产生的压力，是把血液往前推动的原动力。如果心输出量越大，证明心脏越有力量，人的收缩压可能就越高。但是过高也不好，血管的压力太大了，血管的薄弱处容易破裂。

另外一类压力叫舒张压。你会想：心脏舒张时没有把血液挤到血管怎么会有压力？其实血管里的血液本身对血管有负荷，称为容量负荷。这个容量负荷对血管壁的张力就叫舒张压，是反映整个血管张力的指标。

人的血压分为收缩压和舒张压。这两个压力的数值标准在年轻人和老年人身上不一样。年轻人的舒张压容易高，为什么呢？因为年轻人容易加班、熬夜、精神紧张，压力太大后血管会不自主地收缩，有时会痉挛。血管里面有这么多血液，一收缩的话压力就更大了，所以舒张压容易高。

经常听到年轻人说："医生，我的血压经常130/100mmHg，脉压这么小怎么办？"其实不是脉压的问题，而是舒张压不应该到100mmHg，这就是中年舒张期高血压。世界卫生组织早就明确提出这种高血压是心身疾病，不仅仅是身体出问题了，心理状态也失衡了。

而老年人不一样，我们经常碰到自己家的老人量血压，结果是收缩压 180mmHg，舒张压 80mmHg，脉压怎么那么大？其实是收缩压太高了，不应该是 180mmHg！一方面因为老年人年纪大了，全身的器官退化，输送血液时需要的压力就大。另一方面，血压是血管壁对血液的反应，血管壁越硬化，血管的弹性越差，血管壁对血液的压力就会下降，脉压就会增大。

简单地说，血压 180/80mmHg 的老年人，他们血管的硬化程度就比血压 150/80mmHg 的老年人高。这叫老年收缩期高血压。

所以，老年人收缩压容易高，年轻人舒张压容易高。

男性和女性也不一样，女性在这方面比较占优势，也就是说在绝经期之前血压一般不会升高，而且往往还会偏低（90/60mmHg），处于血压正常值的低限。这种情况要紧吗？临床上，我往往会问："头晕吗？昏昏沉沉吗？乏力吗？整天想睡觉吗？"如果没有这些症状，精神、精力都好，那就说明这个血压够用了。够用了就好！如果年纪轻轻收缩压就130mmHg，那到了更年期可能就 150～160mmHg 了。

再看看不同年龄段的血压。根据相关统计数据，华东地区18～25 岁的人高血压的发病率已经达到了 9.8%。那 25～40岁呢？40～60 岁呢？高血压的发病率就会更高！根据《中国心血管健康与疾病报告 2020》，中国 18 岁以上居民高血压患病率为 27.9%。

所以，血压也是因年龄、性别而异的。

• 血压到底在什么范围才合适

1978 年世界卫生组织制定了第一个国际统一的高血压标准值是超过 160/95mmHg。直到 1998 年，高血压的标准值才修改为超过 140/90mmHg，并一直沿用至今。为什么高血压标准值是 140/90mmHg？因为流行病学调查发现，血压高于 140/90mmHg 的人死亡率高，所以我们就以 140/90mmHg 作为界线。

• 血压控制在 140/90mmHg 就可以吗？很多人有各种各样的疾病，那血压更低一点是不是更好

我国 2020 年的《高血压指南》指出，单纯的高血压患者，血压控制在 140/90mmHg 以下，如果可耐受（未出现头晕、乏力、虚弱等症状），可进一步控制血压至 130/80mmHg 以下。如果是合并糖尿病、冠心病、心力衰竭、慢性肾病、蛋白尿的高血压患者，血压应控制至 130/80mmHg 以下。

• 血压以 140/90mmHg 为标准，那么，任何年龄阶段都是这个标准吗

对于老年人，年龄越大，血管硬化程度越高，过低的血压反而可能影响供血，所以指南建议降血压治疗采取分步达标的策略：对于一般患者将血压控制在低于 140～150mmHg，若耐受良好（未出现头晕、乏力、虚弱等症状），可进一步控制

在低于 130/80mmHg；对于年龄 > 80 岁高龄患者，血压控制在低于 150/90mmHg 即可；对于高龄且一般健康状况较差，合并认知功能障碍、衰弱以及预期寿命有限的高血压患者，应根据患者的具体情况采取个体化的血压控制目标。

所以，还是咱们中国哲学中所说的中庸之道，血压控制在正好的范围，恰到好处，不要追求过分的低，也不能让它过分的高。

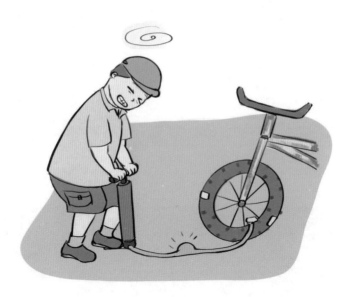

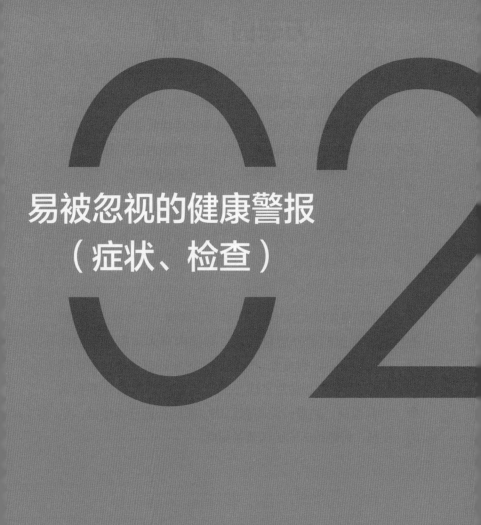

易被忽视的健康警报
（症状、检查）

"万恶的" 胸痛

目前，心脑血管疾病的发病率是最高的，心血管疾病中最可怕的就是心肌梗死，而心肌梗死最主要的症状就是胸痛。胸痛的症状提示患者很有可能有生命危险。不管在国内还是国外，很多大医院的急诊室都开设了胸痛中心，可见重视的程度。

• 什么样的胸痛是重的？什么样的胸痛是轻的？什么样的胸痛应该引起重视？什么样的胸痛应该去调整情绪

胸部是身体很大的一部分，要了解胸痛，首先要了解胸部的结构。胸部的最外层是胸壁，胸部内有人体最重要的器官，肺、心脏，还有食管、气管等。这些器官都是比较娇弱的，所以人类进化成为了现在的组织结构，器官外面有胸骨、肋骨包绕，肋骨外面附有肌肉，肌肉外面还有皮肤，肌肉、皮肤、骨骼组成的结构就是胸壁。

• 胸壁有问题会不会出现胸痛

当然会。如果患者皮肤出现问题，包括附属器官如乳腺出问题会不会胸痛？也会！人的肌肉拉伤，或者受病毒感染，也会出现胸痛。还有肋骨，不管是肋骨骨折，还是一些小的挫伤、拉伤等，都会引起胸痛。所以，胸壁问题引起的胸痛是多见的。那么，究竟是内脏引起的胸痛，还是胸壁引起的胸痛？有一个非常好的鉴别方法：在胸壁上摸一下、压一下，疼痛加剧的话，那肯定是胸壁的问题，不是内脏引起的。

• 是什么原因导致内脏产生胸痛呢

首先说说肺。有人会问：肺会疼痛吗？整个肺，只有包在肺外面的一层胸膜上面有痛觉神经。所以，即使是肺癌，如果瘤体位于肺内部，没有触及胸膜，就算它长得很大也不会引起疼痛。一旦病变触及胸膜，哪怕是一个很小的炎症灶也会引起疼痛。

那么，这种疼痛的特点是什么呢？主要与咳嗽、呼吸有关，即平时不痛，一咳嗽就痛或者一深呼吸就痛，那就是肺的问题。

其次说说心脏。在人的器官里面，心脏产生的疼痛是比较特别的。为什么？因为疼痛和人的运动有关，也就是说如果人劳累时出现心脏痛，或者在运动、上楼时，休息就会好，要高度怀疑心脏病，是心血管出了问题。在胸痛中心，当患者叙述胸痛时，经常会听到医师问的第一句话是："劳累的时候痛不痛啊，运动的时候痛不痛啊？"如果患者回答："痛！"那么就会留院继续观察。如果患者说："我越运动越开心，我越运动越不痛，我就是休息的时候痛。"这种情况，十有八九没什么大事儿，或者根本不是心脏的问题。

我曾碰到一个患者，他并没有胸痛的表现，但他有这样一个特点——上楼时喉咙痛，休息就好；再上楼或跑步，喉咙还是会痛。他四处就医，不管是到五官科就诊，还是做胃镜，都没发现问题。后来他找到我，我对他说："如果说疼痛的部位和运动有关，我们就要考虑心脏的问题。"经过检查确实是血管堵了，还真是心脏病。心脏的每一个部位所反映的疼痛是不一样的。心脏是个球形，如果前面缺血，它会反映在前壁，表现为胸口痛；心脏后面缺血，可能表现为后背痛；心脏下面缺血，可能表现为肚子痛；如果心脏高一点的地方缺血，发作的时候可表现为咽喉部位的疼痛。所以，疼痛只要是与运动相关，不管发生在哪里，都要当心是心脏病。

最后说说食管。食管最主要出现的是两种疾病：第一个是食管癌。如果感觉吞咽困难，吃东西老是噎着，然后有疼痛感，要当心食管的问题。第二个是反流性食管炎，胸口总是有烧灼感，特别是吃完饭一躺下，就火辣辣地疼，要考虑食管的问题。这是由于胃酸反流到食管，食管不耐受胃酸的腐蚀就会产生烧灼痛。

所以说，胸痛都是有迹可循的。胸壁的问题，摸上去、按上去会痛；肺的问题，咳嗽、呼吸的时候会痛；心脏的问题，运动的时候会痛；食管的问题，吃完东西会痛。

● 哪些胸痛是最重的？哪些是最轻的

当然是跟运动有关的胸痛最重！很有可能你按上去的痛是比较轻的，因为毕竟是皮外伤。

除了运动时出现的胸痛应该重视以外，还有一件事情需要考虑，那就是时间。一旦你是在运动的时候出现胸痛，就要赶紧就医！此刻时间就是生命！因为心脏耐受缺血的时间也就15~20分钟，如果超出这个时间范围，心肌就会出现坏死。如果时间过长，一旦出现心肌梗死，那么你得到抢救、得到治疗的机会就会减少。

• 还有一种胸痛，与情绪有关

比如抑郁症、焦虑症，也会引起胸痛。但这种胸痛有一个特点，那就是你在忙的时候会忘掉。有的患者会说："我工作忙的时候就忘掉了，但是我一休息，怎么感觉胸口老是闷、隐隐作痛，睡不着觉呢？"或者有的人总是想："我会不会得心脏病啊？会不会死啊……"这种情况，往往不是器质性的问题，而是功能性的问题。

情绪引发的胸痛还有一个非常有趣的特点，晨重暮轻，也就是早上醒来是一天当中感觉最糟糕的时刻。一般情况下，早上醒来是人一天当中最开心的时候，但对有情绪障碍或者有心理疾病的人，往往是早上醒过来会感觉"我不想醒过来，这是最难受的一天。"而到了下午，精神状态开始好转，到了晚上又睡不着觉了。为什么会这个样子呢？这是神经系统的调节出现了问题，早上醒来该兴奋的时候人是抑制状态，晚上该抑制的时候却是兴奋状态，这叫自主神经功能紊乱。这类人也是容易出现胸痛的，而且是功能性的胸痛，胸痛往往跟情绪有关。

所以，关于胸痛，可以很严重，重到有生命危险！可以很轻，轻得往往就是与不开心、与情绪问题有关。我们要关注胸痛，更要关注我说的运动以后发生的胸痛！

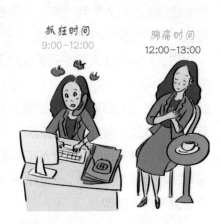

抓狂时间
9:00－12:00

胸痛时间
12:00－13:00

奇怪！咽喉痛竟然是血管堵了

有一次上海电视台请我在节目中讲心绞痛，讲到了心绞痛的特点，我重点强调："书上记录的往往是经过总结的典型症状，但是在临床当中，我们也要注意那些不典型的症状。"

心脏像一个球体，如果疼痛发生在心脏靠近前胸的部位，它有可能表现出前胸痛；如果疼痛发生心脏的后壁，也就是靠近脊柱的方向，它有可能表现出背痛；如果疼痛发生在心脏的左侧，那也可以表现出左臂的疼痛；如果疼痛发生在心脏比较高的部位，疼痛可能会放射到牙齿、咽喉；如果疼痛发生在心脏的下部，可能放射到腹部。

我曾经在急诊碰到一个老太太，吃过午饭觉得肚子不舒服，而且还出现了腹泻的症状，当时以为是急性胃肠炎，我看她脸色特别难看，就做了心电图，结果发现是急性下壁心肌梗死。

电视节目播放以后，经常有患者来门诊跟我说："医师，我心绞痛怎么办？"我一问，大多数不是心绞痛，有的是肋软骨炎，有的是肌肉神经的疼痛……

由于胸痛会让人联想到重疾乃至死亡，所以一有胸痛，患者都会来问这个问题。尤其是当疼痛发生在左胸部的时候更是如此，我每次都要耐心地跟患者解释，典型的心绞痛，应该是有部位、性质、时间、诱发因素、缓解因素等方面的特点的。

患者往往会问："我要是不典型的呢？"确实，90% 的患者可能符合典型的症状，但也有一些完全不典型。今天要说的患者就非常不典型。

一次门诊来了一个中年男性，他开门见山地跟我说："崔医师，我觉得你就是在说我。"我疑惑地问："我说什么了？"他说："我咽喉痛……""咽喉痛，那你去五官科就诊了吗？"

我想今天是不是又多了一个怀疑自己心绞痛，但其实不是心绞痛的人。他说："我不但去过五官科，还去过消化科、呼吸科。我不但做了喉镜，还做了气管镜、胃镜……都没有问题，但是，我最典型的症状是一上三楼，就开始咽喉痛，一歇下来就好，再上两层楼又可能出现疼痛。而且我这个咽喉痛，跟吃东西、咳嗽、呼吸一点关系都没有……"

我一听，这位患者还真是典型的非典型心绞痛，说他非典型，是因为他不是痛在典型的部位，而是痛在咽喉。

其实心绞痛是一种内脏痛，内脏痛和我们的皮肤痛最大的区别是，皮肤痛定位相当精准，而内脏痛定位比较模糊。就好像你拿刀子或者尖的东西扎自己身上任何一个部位，你都会准确地定位痛在哪里，但是内脏的疼痛放射到外面时，它的定位就比较模糊。

说他典型是因为他的发作和运动相关，就像这位患者他明明是咽喉痛，但是他吃东西、咳嗽、呼吸都不疼痛，就是跟爬楼有关系，爬楼和咽喉看似八竿子打不着的关系，但其实运动诱发的往往是心绞痛。

因为心绞痛是血管狭窄以后引起供需不平衡的一种症状，也就是说，由于血管狭窄了，在平时不运动的状态下心脏的供血还是可以勉强维持的，可是一旦在运动状态，心脏需要更多供血的时候，狭窄的血管就出现了供需不平衡，这时候心肌缺血引起疼痛。所以，只要是跟劳力相关的疼痛，往往可能跟心脏有关。

　　我马上安排他住院做了冠状动脉造影，某一支血管已经90% 狭窄。如果再拖下去，指不定哪天就会出现心肌梗死，植入支架以后这位患者的症状马上缓解。爬楼梯时咽喉再也不痛了，他非常高兴，服药依从性非常好，按时来门诊随访。

　　所以除了典型的胸痛，如果喉咙痛、牙痛、肚子痛等不典型的疼痛，运动或劳累时发作、休息时缓解，也需要引起注意！

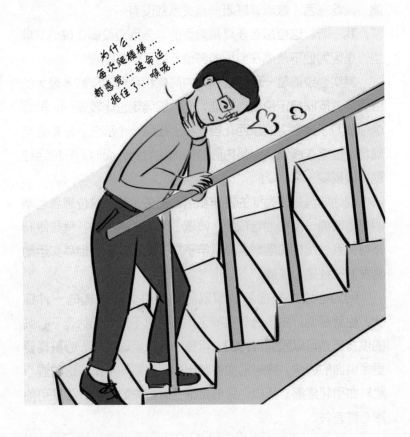

辟谣：打呼噜说明睡得香

在"精诚奖——2021首届医生科普大赛（上海）"上我获得了冠军，我在决赛演讲的主题是"打呼噜说明睡得香？"为什么我愿意讲打呼噜呢？因为我亲身经历了很多的案例，其中有3个让我印象非常深刻，下面就来跟大家分享一下这3个案例。

第一个案例的高血压有些顽固。心血管科的患者大多数都是高血压，有时仅仅是因为患者吃药的时间不对或者药量不够，导致血压降不下来，可有些人的高血压就是非常的顽固。有一次我给一位患者用了4种药，每种药都是2倍的剂量，血压还是在160/100mmHg左右。

我实在是有点束手无策，就问他："你有什么不良嗜好吗？你喝酒吗？""不喝。"我接着问："那你晚上睡觉好吗？"他说："睡觉说不上好，就是一直迷迷糊糊老做梦，但是白天老打瞌睡。"

这话一下子提醒了我，我看了下他的体型：胖胖的中年男士，脖子有点短，下巴有点往后缩……我就问："你打呼噜吗？""打，我在飞机上睡着了，打呼噜都能把别人吵着了。""飞机上本来就挺吵，那你的呼噜声得有多大呀。""是啊，他们形容我这个呼噜声就是万马奔腾，但突然又悬崖勒马，一下就没声儿了……"

我说："这不是典型的睡眠呼吸暂停综合征吗？你高血压的顽固和这个就非常有关系，你去做一个睡眠呼吸的监测，如果有问题，赶紧到鼾症门诊去看一下，到底是局部的呼吸道有阻塞现象，还是由于睡觉的时候上呼吸道塌陷，阻塞了。"

一个多月以后，他又来找我的时候，告诉我他已经用上了治疗鼾症的呼吸机，现在血压明显降下来了，他问我能不能减药，我说："当然可以呀。"结果药量就这么一路减下去，最少的时候，他只要吃 2 粒药，就可以维持他的血压了。这是我碰到的印象最深的一个案例。

第二个案例是肛肠科收治的一个肛瘘的患者，心电图结果显示心率太慢，1 分钟 40 多次，不能手术，请我会诊看看有什么办法，我一看患者是一位非常肥胖的青年。

他在跟我说话的时候心率还可以，但是 24 小时动态心电图（Holter）显示他心率慢的时候不到 30 次 /min，于是我说："那就先转到我们监护室看一下吧。"患者转到监护室，我问完病史，从他的床走到我们监护室的中央监护台的时候，我就听到背后呼噜声响起，一转身他就睡着了，而且呼噜声越来越响，我就盯着屏幕看，发现随着呼噜声越来越响，他的氧饱和度逐渐下降，这时他的呼噜声突然停止，一点声音都没有，氧饱和度只有 70%，心率也逐渐地慢下来，60 次 /min、50 次 /min、40 次 /min……接着一声呼噜声突然到来，他又恢复了呼吸，心率一下子蹿到了 80 次 /min，接下来又重复氧饱和度下降、呼吸停顿、心率下降……这该怎么处理呢？

肛瘘手术一般都是局麻，在心率慢又缺氧的状况下，根本无法手术，所以我在会诊记录上写道：请使用全麻，在呼吸机机械通气下手术。

最后这个患者的手术非常成功，出院时我告诉他最重要的一点是必须要减肥，因为他身高不到 1.7 米，体重却有 125 千克，肥胖是睡眠呼吸暂停综合征最大的原因。

第三个案例的患者充满了"矛盾"。有一天，我教过的一位学生来找我，说他的高中同学在深圳做了个 Holter，想拜托我看一下结果，报告单显示有 2 万多次室性早搏，又有夜间停搏现象。

我说："是不是碰到矛盾了，医师可能告诉你，这个没法治疗，对吧！用抗早搏的药，心率更慢，让心率快了呢，早搏更多。""对呀，那边的医师说没有办法治疗……"

"按理说，他晚上停搏的时间已经有 4 秒了，应该先装人工心脏起搏器，然后再处理室性早搏。"他说："但这个家伙有高血压，现在又要装人工心脏起搏器，这么年轻，那看来寿命也不会太长。"

听到高血压的时候，我脑子里突然有什么东西闪过，我就顺便问了一句："他有高血压，那他胖吗？""矮矮胖胖的。""打呼噜吗？""打，以前我们住在一起的时候，我根本没有办法睡觉。"

一个胖子打呼噜，有高血压，然后心率又慢，这位台湾同胞把前两个病例的所有的特征都集中在一起了吗？于是我就跟他说："我现在怀疑他的高血压和他的心动过缓乃至他的早搏，都是因为打呼噜引起的，所以他需要去做一个睡眠呼吸监测。""好，我让他马上就做。"一个礼拜以后，我收到了患者的检查报告，结果显示夜间呼吸停顿最长的达 53 秒。

睡眠呼吸暂停的诊断标准是连续 7 小时睡眠中发生 30 次以上的呼吸暂停，每次气流中止 10 秒及以上，或睡眠呼吸暂停低通气指数超过 5 次。看来他的问题非常严重。我说："要赶紧去看一下。""看过了，五官科提示没有问题，医师说要么减肥，要么戴呼吸机。"我说："那先戴呼吸机吧，减肥不是当务之急，但他的心脏是有问题的。"

　　于是他配了呼吸机，过了一个月再复查 Holter，正如我所料，心脏停搏没了，早搏也没了，所以说打呼噜不代表睡得香。

　　我经常会问那些比较胖的、患有难治性高血压的患者"晚上睡得好吗？"有时患者刚说睡得不好，家属就会在边上嘟哝一句："还说睡得不好，头一沾枕头就打呼噜……"打呼噜真的是睡得香吗？我们先了解一下呼噜是怎么产生的。正常人呼吸时是不会发出声音的，如果你打呼噜，而且呼噜声很响，说明那时你的气道有部分狭窄了。

　　就好比说我们开窗通风，当窗开到最大，你听不见声音，可是如果你把窗关得只剩一条缝，就能听到呜呜的风声，这是一个道理。如果你万马奔腾般地打呼噜，打着打着突然停了，还停了一会儿，那说明这时气道有阻塞，有阻塞就会缺氧。缺氧的时间一长，就会对人体造成很大的伤害。

　　而且缺氧还会影响人体的神经系统、内分泌系统，长此以往就会造成高血压、冠心病、心律失常、痴呆甚至猝死。

　　所以打呼噜不但不代表睡得香，还有可能是病，厉害起来真要命。这种病叫做阻塞型睡眠呼吸暂停综合征。如果你晚上睡不好，白天打瞌睡，人比较胖，脖子比较短，下巴有点往后缩，还是个男性。你得赶紧问问你的爱人："我晚上打呼噜吗？"如果打呼噜，那赶紧去做一个睡眠呼吸监测吧。

　　当然，解决了打呼噜的问题，你睡得香了，也有一个副作用，那就是突然听不到伴着入睡的熟悉的呼噜声，你的爱人有可能睡不着了。

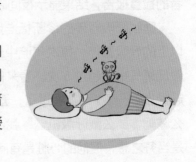

突然晕倒要紧吗？
起死回生说晕厥

晕厥就是突然晕过去，几分钟以后可以自行醒来。这种情况平时也很多见，比如一些比较瘦的女孩，会在洗澡过程中晕过去；有些人突然站起来，动作太猛，眼前一黑摔倒在地，但很快就醒了；还有些人晕血，或者看到某样东西吓得晕过去；或者像影视剧里气得晕过去……各种各样的晕厥。

下面就聊聊到底有多少种原因可以导致晕厥，哪些是要紧的，哪些是不那么要紧的。

说到晕厥的厥字，还有这样一个故事。古代有位叫扁鹊名医，他治疗过一种叫尸厥的病。

有一天扁鹊路过虢国，碰到有人在办丧事。扁鹊就问："这是在办谁的丧事啊？"旁边的人就回答："是太子的丧事，太子突然死了。"

扁鹊又问："死了多久了？"答："半天还不到。"扁鹊又一路打听，问宫廷的人："你能告诉我太子是怎么死的吗？"那人就告诉他怎么回事。扁鹊说他可以让太子起死回生！旁边的人都认为他在吹牛！

怎么可能起死回生呢？扁鹊说："不信的话我来治一下！"虢国国王就在扁鹊面前哭着说："你如果能够救我的孩子，那真是非常非常感谢你啊！"扁鹊去检查太子的身体，发现他的腹股沟还是有温度的，好像有轻微的鼻翼扇动。扁鹊就让他的学生用针刺和艾灸进行治疗，没多久太子就"活"过来了。大家都感觉太神了，这是起死回生啊！扁鹊就说："其实不是我起死回生，而是太子本来就没有死，他只是厥过去后像尸体一样了，是尸厥病。"

我们现在说的晕厥也是突然不省人事，但是在一定时间内自己就清醒过来了。扁鹊这个故事说明了晕厥这个病从古到今都有，只是我们不认识它。随着医学的发展，我们现在对晕厥的病因有了越来越多的了解。

• 最多见是血管迷走性晕厥

血管迷走性晕厥的发作首先有一个条件，就是发作时一般是站立位，而且是久站。人站得久了，血液就到腿上去了，那心脏的感受器会觉得：不对呀！怎么身体的血少了呢？于是就向大脑请示，是不是需要多泵点儿血，心率增快一点，血压增高一点，让全身供血足一点呢？指令传到了大脑，大脑认为：不对！他只是站着，没有缺血、失血的情况，为什么要增高血压呢？驳回！并且还发了一个与之相反的指令：血压不要增高，降低点儿；心率不要增快，减慢点儿！结果这个命令表达过分了，用医学术语说就是反射亢进，一下子变成了降血压、减心率。这样心输出量降低，血压降低，脑供血不足，血液不足以维持脑的功能时，脑就"宕机"了。

大脑功能丧失时，人就无法保持站立位，一下子摔倒了！人摔倒以后，脸色煞白，脉微欲绝，脉搏很细，开始发冷。过了一会儿，由于人摔倒后，心脏和大脑处于一个平面，不再需要更高的血压去给大脑供血，心脏的血液可以直接流到脑里，大脑供血足了，大脑"重启"，又开始恢复它的功能。大脑发现：哦！原来我晕过去了，血压、心率会升上来，人慢慢地热起来，脸红起来，然后一身大汗，醒过来了。这就是血管迷走性晕厥。

血管迷走性晕厥非常常见，就像刚开始说的：瘦弱的女性洗澡时、一些人坐公交车久站时突然晕倒都是这么回事儿。因为这些人比较瘦弱，他们的血压一般偏低，收缩压 90mmHg 左右，舒张压 60mmHg 左右，碰到这种神经反射的时候，由于血压过低更加容易晕倒。

血管迷走性晕厥，可以视为一种良性晕厥，也就是说没有什么大的后遗症。血管迷走性晕厥有 3 种情况：第一种是仅仅血压一下子低下来，导致晕倒；第二种是仅仅心率一下子慢下来，晕倒了；第三种是两者都有。但是这只是神经反射的问题，心脏并没有真正地停搏，大脑也并没有真正地失去血供，所以人只要躺平几分钟就能苏醒过来。

血管迷走性晕厥往往有先兆，这个先兆跟迷走神经有关，和进食有关。晕厥前人往往会有恶心、胃不舒服，或者是肚子疼、想要排便的感觉，可能还没有排便就已经晕过去了。既然这种晕厥是血压低、心率慢、支撑不住体位，躺平了就会好，那就千万不要强拉着坐起来。

而网上或者朋友圈里经常有些谣言说：有人摔倒了，或者突发心脏病了，千万不能让他／她躺下，一定要把他／她扶坐起来！我当心脏科医师这么多年，除了一种情况——心力衰竭时，患者是躺不下去的，其他情况下躺平没有什么问题。遇到这种情况，只要躺平，不用其他任何处理，人就会醒过来。当然，叫叫他／她、拍拍他／她、掐掐人中也没坏处。所以，晕厥最主要的原因就是各种各样的因素使大脑供血突然不足，以至于没有办法维持体位而摔倒。

除了这种情况，还有其他原因引起的脑供血不足，甚至是很严重的不足。

● 最严重的一种情况就是心源性晕厥

心源性晕厥就是心脏出问题了，不泵血了，血液没法供应到大脑，人就晕倒了。心源性晕厥和血管迷走性晕厥不同，后者是良性的反射，而心源性晕厥是真正的疾病。比如心脏停止搏动，或者心脏搏动太慢，或者心脏功能太弱都会引发心源性晕厥。那么这种情况下晕倒后，就要看心率还能不能恢复过来。如果心率能恢复，那就能够醒过来；如果心率恢复不过来了，就叫猝死。

心源性晕厥的人晕倒后往往全身抽搐，并且伴有大小便失禁。所以，当我听到一个人晕厥后醒过来，我就要问两点：有没有抽搐？有没有大小便失禁？如果大小便失禁了，可能是一种非常严重的心源性晕厥。

● 还有一种晕厥，叫情景性晕厥

比如晕血，当人猛地看到特别刺激的东西，突然间产生反射，血压低、心率慢，就晕过去了。有些人咳嗽得厉害时会晕厥；还有些人排小便时会晕厥，由于小便排空后膀胱一下子空了，腹内压突然减小，就会把全身的血液引到腹部，形成脑供血不足，人就晕厥了；还有些人解大便后突然就晕过去了。这些都是情景性晕厥，和人发生血管迷走性晕厥一样，躺平一会儿就会醒过来。

大脑供血不足的人也会晕过去（但严格来说不属于晕厥范畴），有一种疾病叫短暂性脑缺血发作（TIA），少数可有意识障碍，或猝倒发作。这就不牵涉血压低、心率慢这类反射问题了，它往往因为血压偏高或动脉粥样硬化引起了短暂性脑缺血发作。

● 低血糖引起的晕厥

还有一种晕厥，人是慢慢地、慢慢地丧失意识，伴有饥饿的感觉，浑身冒冷汗。这是低血糖引起的神志不清，不是站立时突然晕倒，而是一点点"软"下去，人的意识逐渐蒙眬，因为血糖一点点地消耗。所以，当你看到一个出冷汗、慢慢"软"倒的人，可能给他／她喝一杯糖水就会好。

说了这么多，就是想告诉大家，晕厥的发生有各种各样的原因。如果平时碰到晕厥的情况，第一，不要把他／她强拉着坐起来，只要别让他／她摔伤、不要处于危险的环境或者碰到腐蚀性的物品就可以了，躺着没事！第二，如果你想去掐人中，或者拍醒他／她也可以，但如果看到他／她浑身冷汗，给他／她喂点糖水也是不错的方法。

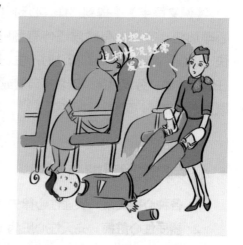

心悸是心脏病还是心理病

• 心悸、心慌是不是就是心脏病

你有过这样的体验吗？夜深人静时，躺在床上突然感觉心脏"咯噔"一下，或者喝浓咖啡、熬夜时感觉到心率加快，像"跳跳糖"在跳动，还有点心慌的感觉。见到严厉的上级时，突然感觉到心率加快，越紧张跳得越厉害，仿佛心脏快从嗓子眼里跳出来……种种症状都让你感觉自己得了某种严重的心脏病。赶紧到医院就诊，一系列检查做下来，心电图、心脏超声、心肌酶谱等检查结果都显示正常，心脏没有任何器质性的问题。

那这又是怎么回事呢？其实这些都是心悸的表现。

• 什么是心悸

《说文解字》中提到"悸，心动也"，心悸就是患者自觉心率加快、心慌，有时候还伴有胸闷的症状，多在心率加快、加强、减慢或不规则搏动时产生。临床上多呈发作性，多在情绪波动、劳累过度、饮食不节制或者体质虚弱时发生。这既是一种症状，又是一种疾病。

• 心悸的原因可能有哪些

1. **各种心律失常** 快速性心律失常、缓慢性心律失常。
2. **器质性心脏病** 先天性心脏病（简称先心病）、风湿性心脏病（简称风心病）、高血压心脏病（简称高心病）、冠状动脉性心脏病（简称冠心病）等。

3. **高动力循环状态** 甲状腺功能亢进（简称甲亢）、贫血、低血糖、嗜铬细胞瘤、发热等。

4. **自主神经功能紊乱** 更年期综合征、心脏神经官能症等。

5. **生理性因素** 剧烈运动，大量烟、酒、茶的刺激等。

6. **心理因素相关** 焦虑、抑郁、躯体化障碍等。

心悸是一个常见的症状，当出现心悸时，不要急着对号入座，觉得自己得了某种严重的疾病，应该根据心悸的伴发症状和相关的检查结果才能判断心悸发病的原因，不要盲目恐慌，心悸不等于心脏病。

有研究表明，焦虑、抑郁、躯体化障碍是最常见的与心悸有关的心身疾病。焦虑可以促进心律失常发生以及增强自身对心律失常的感知，容易出现心悸、心慌的症状。工作压力大、生活节奏快和环境等外在因素以及本身的躯体疾病均可导致焦虑和抑郁，促使心悸、气短、失眠的发生。

长期的躯体疾病不能治愈，也可能引起焦虑、抑郁的发生，也就是所谓的因病致郁。比如患者脑卒中后由于出现了面瘫、肢体偏瘫等症状，长期的躯体功能障碍影响了患者的日常生活，长期卧病在床，以病容示人，使患者的社会环境和经济环境发生改变，导致患者心理平衡失调，容易导致抑郁的发生，患者在心理上主要表现为情绪低落、思维迟钝、兴趣减少、自责自罪、社交恐惧症等，在身体上则表现为头疼、头晕、心悸、失眠、胸闷等，影响患者的康复和预后。

长期的心理疾病如果得不到及时、有效的治疗，可发展为某种躯体疾病，就是所谓的因郁致病。有位患者因为小时候有被困电梯的经历，长大后便开始惧怕密闭的环境，不敢进电梯、不敢乘地铁……心理问题一直没有得到解决，后来逐渐发展到出现躯体症状。刚开始是进房间不敢关门，再后来进房间必须开门、开窗，如果不开窗就会觉得胸闷透不过气来，甚至某次开会时，看到同事关窗，突然觉得胸闷、心慌、喘不上气、心率加快、大汗淋漓、浑身无力，并晕了过去……同事及时将他送到医院，医师给他做了检查，心电图、心肌酶谱等各项检查指标都显示正常。类似的情况后来又发生了多次，每次检查也都没有发现异常。后来医师为他做了全面的评估后，诊断为惊恐发作，在经过一段时间的心理疏导及配合药物治疗，他的身心才逐渐恢复正常。这就是典型的"病在身，根在心"，是心理疾病的躯体化表现。

　　精神因素引起的心悸，可以通过合理的心理疏导、缓解压力、调节情志等方法来改善症状。必要时可以在医师的指导下使用一些镇静药或抗焦虑药、抗抑郁药。

　　所以，当出现心悸时不要害怕，要结合心悸发作时的伴发症状和相关的检查，综合评估基础疾病、情绪因素来判断病因。自己不能判断病因时，应该到医疗机构就诊，才能得到积极、有效的治疗。

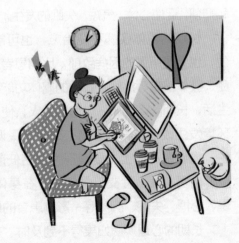

你的颈动脉有斑块吗

这次我们来聊一聊当下非常时髦的名词——颈部动脉粥样硬化斑块。

动脉粥样硬化是全身性疾病，大脑因为动脉粥样硬化可形成脑卒中，心脏因为动脉粥样硬化可形成心肌梗死。那么，动脉粥样硬化能不能提前知道呢？

其实我们可以通过人的一些"窗口"来了解动脉是不是发生粥样硬化。

比如看一下眼底的小动脉，可以知道我们体内的小动脉是不是有硬化，而心脏和大脑的血管可不是小动脉，是中大动脉，这就要根据颈动脉来判断。

因为颈动脉比较表浅，它除了外面有一层皮肤，没有其他的遮挡，我们可以直接做颈部动脉超声检查，检测颈动脉有没有粥样硬化。

据美国弗洛明翰的一个研究，颈总动脉的斑块和心血管疾病的发生率关系十分密切，而颈内动脉的斑块和脑卒中的发生率也有关系，简单来说，颈动脉如果查出斑块了，心脑血管可能也有斑块了。

古人有句话"窥一斑而知全豹"，我们"以一斑看全身血管"。其实斑块的出现呈现了动脉粥样硬化逐渐形成的过程。

第一步，由于高血压、高血脂、高血糖、吸烟、肥胖、家族史、年龄等因素的关系，慢慢地，血管壁上有一些条纹的脂质沉着，叫做脂纹。

第二步是形成一些纤维的斑块。

第三步称为粥样斑块，也就是里面的血脂越来越多，逐渐隆起，从内膜隆起突入管腔，慢慢地血管就狭窄了。

第四步就是斑块可能破裂、可能出血，有可能会把血管堵住。

从整个过程来看，刚开始的时候仅仅是血管内膜有点厚，后来凸出来了才叫斑块，所以超声检查首先要看看内膜厚度怎么样。正常颈动脉的平均内膜厚度是 0.68mm，如果超过 0.8mm 可能有点厚；超过 1.0mm，那就是内膜增厚；而超过了 1.5mm，就有可能是斑块了。有时候体检报告上提示斑块只有 1.4mm，但还是打上了"斑块"的诊断，说明突出的部分比旁边的内膜至少高了 0.5mm，或大于周围正常值的 50% 以上。它非常突兀地凸出来了。

内膜厚度和斑块的检出率与我们的年龄相关，50 岁以下的人大概只有 6% ~ 7% 的检出率，但如果是五六十岁的人，可能有 30% ~ 40% 的检出率，如果是 70 岁以上的人，可能有 70% ~ 80% 的检出率。

检出斑块并不代表我们的血管马上就会被堵塞，因为斑块还有稳定和不稳定两种情况。

稳定斑块虽然是斑块，但是它不会出现问题，也就是它不容易堵住血管；而不稳定斑块很容易出现上面提到的斑块内出血、溃疡破裂，从而引起血管堵塞。所以在做超声检查的时候，要看一看斑块是不是稳定。

不稳定斑块最主要的特点有以下两个方面。

1. **回声**　简单来说就是超声波触及斑块后反弹回来的声波，有低回声、等回声、高回声，还有抑制回声几种情况。

高回声说明这个斑块已经硬了、钙化了，所以超声波打上去全弹回来了。高回声的斑块基本不会破，因为它已经硬得像块石头，只要不太大，可以不必在意，这是衰老的一种表现。

低回声则说明这个斑块里有很多血脂，很软、容易破，所以低回声是一种相对高危的表现。

抑制回声就是整个斑块有点糊里糊涂的，好像不止一种东西，可能里面已经出血了，所以也是不稳定的。

不稳定的是低回声和抑制回声，最稳定的是高回声。

2. **连续性** 整个纤维帽很连续的斑块可能是稳定的，如果当中有个溃疡那也是不稳定的。单从超声检查一方面看还不能确诊，我们可以做超声造影、磁共振成像等检查，来检出不稳定斑块，这也是预防脑卒中非常重要的一个方面。

最后来谈一谈预防和治疗。有一个对比实验，在中国人和欧洲人中挑选相同年龄层次的一群人，来比较颈动脉粥样硬化斑块的发生率，结果发现中国人斑块的发生率高于欧洲人，而且吸烟人群和高血压人群更高。这反映了我国吸烟人口太多，而且高血压、高血脂、高血糖的知晓率、治疗率、控制率都比较低。因此在人群中广泛宣传、控制这些因素非常重要。

目前治疗颈动脉粥样硬化斑块常用的就一类药物——他汀类，即我们经常说的降胆固醇的药，经过半年到一年的强化治疗，可以对斑块起到缩小、稳定的作用。

所以年纪大的人可以定期体检，做颈动脉超声检查，发现颈动脉粥样硬化斑块也不要紧张、焦虑，及时到医院就诊，医师会给你提供最适合的诊疗方案。

早发现、早治疗、多预防，斑块远离你、我、他！

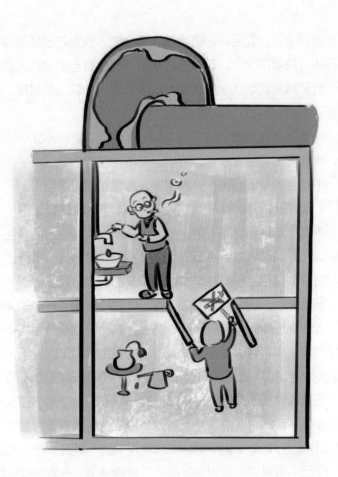

你为什么看起来肿肿的？
是生理性水肿还是病理性水肿

有些人看起来总是胖胖的、肿肿的，看起来胖可能是由于水肿引起的。水肿有生理性水肿和病理性水肿之分。

● 生理性水肿有两种

一种称为晨轻暮重型，就是早上比较轻，晚上肿得厉害。第二种叫走掉的水肿，就是走着走着可以消掉的水肿。

● 如何判断自己是不是水肿呢

有一种非常简便的方法，在脚背上或者小腿上按一下，出现凹陷就是肿了。人体藏了 5kg 以上的水，腿上能按出明显的凹陷。还有一个办法就是称体重，一个人是不可能一天胖几千克的，但是肿的人往往一天的体重波动超过 1kg，秤是最敏感的。如果确实是肿的问题，就需要分辨水肿的类型。

● 晨轻暮重型水肿

早上起床和晚上睡觉前分别称一下体重，如果体重相差1kg 以上，就要考虑这个问题。判断的标准可以通过立卧位水试验。

这需要花 2 天的时间，第一天早上醒来排尽小便，空腹状态下在 20 分钟内喝完 1 000ml 的水，然后站立 4 小时，不能坐下也不能躺下，如果实在累了可以坐一会儿，但是绝对不能躺着，收集 4 小时的小便，记录总量。第二天早上还是空腹排完便以后，在 20 分钟内喝完 1 000ml 的水，然后躺着，除了上厕所之外不允许起来，再次记录 4 小时的小便总量。最后对比 2 天的尿量，如果立位的尿量小于卧位尿量的 50%，比如第一天有 500ml 小便，第二天有 1 000ml 小便，那就有可能是晨轻暮重型水肿，也叫特发性水肿。

一般这种情况只发生在女性身上，而且多发生于微胖的女性，在男性身上罕见。因为人体内有一种激素叫醛固酮，平常人的醛固酮分泌都是有规律的，变化不大，但是对于稍微胖一点的女性，在卧位的时候它分泌得少，而站位的时候分泌得多。醛固酮又叫抗利尿激素，它只要分泌一多，小便就少了。醛固酮在卧位的时候分泌得少，小便就多了；而站位的时候，醛固酮分泌得多，小便就少了，排不出去的液体就会使脚肿。

• 走掉的水肿

与晨轻暮重型水肿相反，早上起来还行，坐一会儿腿就肿了，站起来走一会儿，水肿就退了，这种叫走掉的水肿。

这就牵涉到人体的两个泵，第一个泵是心脏，心脏把血液运送到全身，可以运送到四肢末端（手脚）。运送到脚以后，血液回到心脏需要克服重力，这就需要通过另外一个泵给静脉加压，第二个泵就是小腿的肌肉，叫腓肠肌。腓肠肌功能好的人，在不停走路的过程中压迫静脉，而静脉里面有一个特殊的构造叫静脉瓣，它可以防止血液倒流，也就是说血液从脚往上升1cm，瓣膜就把血液兜住了不让血倒流，同时腓肠肌对静脉的压力可以让血液像坐电梯一样一层层回到心脏，经过气体交换再流向全身。

所以，在心脏没问题的情况下，如果腓肠肌很薄弱，小腿没有肌肉或者没有力气，坐久了就容易脚肿。起来走动走动，腓肠肌活动以后水肿又能消退。

这样的生理性水肿建议锻炼腓肠肌，可以站着不停踮脚尖或者坐着把脚不停地屈起来放下去，这是对腓肠肌收缩功能的一种锻炼。不停地锻炼腓肠肌，让肌肉的泵强大以后，静脉回流就通畅了，脚也不容易肿了。

● **病理性水肿——因为内脏出问题而产生的水肿**

如何鉴别水肿到底是由于内脏还是局部的原因所导致的，最简单的方法就是看水肿对不对称，是一条腿肿还是两条腿都肿。

如果是单侧腿出现水肿，一般来说，是肢体局部回流出现了问题，或者是局部形成血栓。如果是对称性的水肿，一般就是全身性疾病，问题最常发生在心脏和肾。这两个脏器在人体体液循环中就像河流的上游和下游，心脏在上游，它将血液泵出来，然后经过肾脏滤过形成尿液排出。这两个脏器出问题，都会引起水肿。

心脏不停地搏动，将血液抽回来打出去。心脏分为左心和右心，就像是一个双泵。第一个泵是右心，右心回收全身的血液，全身血液都会回到右心房，经过右心室到肺，进行气体交换，排出二氧化碳，摄入氧气，回收的静脉血就变成了氧含量高的动脉血。第二个泵是左心，经过肺循环的动脉血流到左心房，再经过左心室到全身。

如果心脏的功能低下，就好比原本水泵的功率是 6 000 瓦，现在只有 3 000 瓦，没法完成原来的任务。本来要处理 100 吨水，功率下降了一半，只能处理 50 吨，那剩下的水怎么办？与城市的下水道一样，一旦超出了它的排水能力，多余的水就会蓄积起来，于是形成了水肿。如果积在肝里，就会出现肝淤血；积在肚子里，就是腹水；积在胸腔，就是胸腔积液。又因为水往低处流，最明显的就是积在脚上，然后从脚趾向脚背、脚踝、小腿、大腿蔓延。所以，心源性水肿最容易表现出脚肿，然后水肿从脚一点点往上蔓延。

有种特殊情况，就是当人不能站立，比如脑卒中或者其他疾病导致长期卧床时，水肿就不是在脚上了，而是在屁股上（尾骶部），因为水是往最低处流的。如果有高血压、心脏病、糖尿病这些基础疾病，一旦发生水肿首先就要考虑是不是心源性的水肿，医学名称是心力衰竭，也就是心脏的泵出能力衰竭，会引起水肿。

还有一种是单纯左心衰竭。左心收到肺里的血再泵到全身，如果左心衰竭，出现水肿的地方就不是全身了，而是在肺里。肺如果被水"淹"了，肺里面都是肺泡，肺泡内部是空的，作用是交换空气，里面进了水，就不能进行空气交换，患者会出现喘息，左心衰竭的表现就是喘息。

所以，心源性水肿的表现是水肿，同时患者会出现喘息。

　　肾脏的第一个作用是滤过，全身的血液都要经过肾脏，把不好的东西排出去，这个是粗滤。肾脏的第二功能就是重吸收，把蛋白质、糖之类的好东西再吸收回来，剩下的"废物"再排出去。

　　如果肾脏出问题，第一种情况就是滤过出现问题，不能把水滤过、排出，就会出现尿少。不能排出去的水蓄积在身体里面，全身就会肿起来，同时出汗都有股尿味，长此以往会发展成尿毒症。

　　第二种情况是滤过没问题，但是重吸收出了问题，脏东西排出去，蛋白质、糖之类的有用物质也被排出去了。蛋白质是营养物质，人体在低蛋白时也会出现水肿。人在吃不饱、低营养状态时也会有水肿，民间有秘方说吃黄豆管用，实际上就是通过补充蛋白质来消肿。

　　蛋白质在血管中形成胶体渗透压，可以把血液中的水分锁在血管里。

　　如果人体的蛋白质少了，胶体渗透压小会导致血管里的水漏到旁边的组织里去。最先表现的地方是眼睑，所以肾功能不好、蛋白尿特别多的人，水肿是从眼睛开始的，一觉睡醒发现眼睛肿得像金鱼眼睛一样，然后从头部开始蔓延到全身。这种水肿的特点是肿的地方皮肤特别薄，薄得像一层纸。用吹弹即破来形容很恰当，这时就要怀疑是不是低蛋白导致的。

　　肾源性水肿以前大多是由肾小球肾炎引起的，而现在越来越多是由高血压、糖尿病损伤了肾脏导致的。

　　所以，心衰、肾衰都可能是由高血压、糖尿病引起的，病因往往差不多。

　　如前所述，心脏和肾脏在整个体液循环中就像河流的上游

　　和下游，心脏出现问题以后，水肿是从脚慢慢蔓延到全身；而
肾脏出问题的水肿，是从眼睛一点点蔓延到全身的。

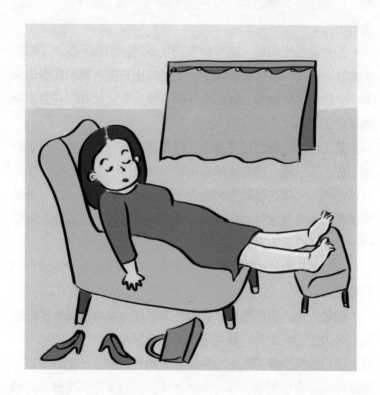

你是气喘，还是气短

胸闷气短是心血管科非常常见的症状，来访的患者常说"我一动就喘"。这种症状的描述属于呼吸困难的范畴。呼吸困难是客观地或者主观地觉得身体氧气不够用，而增加呼吸深度和频率的一种表现。

讲到呼吸困难，我们肯定想到肺，确实，气喘的一大原因是由肺引起的，分为吸气性呼吸困难、呼气性呼吸困难和混合性呼吸困难。

吸气性呼吸困难大多是患者的气道发生梗阻，比如小朋友不小心将玩具呛到气管里，这时候气管塞住了，所以他／她吸不进去气，会出现窒息症状，即典型的三凹征——锁骨上窝、胸骨上窝和肋间隙出现吸气时凹陷下去的症状。

另外一种叫呼气性呼吸困难，多见于哮喘的患者，哮喘时大气道没有问题，但小气道发生痉挛，所以呼气的时候会伴有哮鸣音，就是我们常说的喉咙里有小鸡叫的声音。

当然最多见的还是混合性的呼吸困难，患者吸气、呼气时都有呼吸困难的表现，常见于慢性阻塞性肺气肿、胸腔积液、肺实变等。

● 呼吸困难为什么和心脏有关系呢

这就牵涉到氧气弥散的问题。气体被吸入肺后会在肺里和血液进行气体交换。在气体交换的过程中，血液排出二氧化碳，吸收新鲜的氧气，再回到心脏，最后由心脏把血液泵到全身。如果人的心脏功能不全，这些已经在肺里面经过气体交换的血液就回不到心脏，会留滞在肺里，这就是肺淤血。

肺淤血时间越长，肺里淤滞的血液压力就会越大，导致一部分组织液渗出到肺泡里面，就会出现肺水肿。空腔的肺泡里有了一些组织液，使得氧气交换能力进一步下降而产生气喘的现象，这其实就是心力衰竭，肺循环淤血的生理、病理过程。

所以临床上会遇到三种情况：第一种叫劳力性呼吸困难，患者因为氧气不够用，所以在静息或者无活动状态的时候还过得去，一旦活动量增加，人体的耗氧量就会增加，身体里的氧气马上就不够用了。

第二种叫夜间阵发性呼吸困难，就是患者白天还好，一到晚上躺在床上时，全身的血液尤其是下肢的血液，不像日间一般因为重力的作用而储存在身体下方，多数都回到了心脏，进一步加重了心脏的负担。

此外，夜间心脏的功能本身就会"打折"，因此只要我们躺平一段时间，肺部的淤血状况会进一步加重，以至于不能透气，必须强迫自己坐起来呼吸，喘一段时间以后再躺下，可是躺下没多久，又会出现呼吸困难，长此以往就叫端坐呼吸。

第三种是端坐呼吸，是心源性呼吸困难较重的表现。患者即使不动或不躺下也会喘得厉害，只能用坐的方式依靠重力作用，帮助患者将血液储存在下方，此类患者往往下肢肿得比较厉害，端坐的方法就是帮患者心脏卸掉了一层负担，使患者还能继续生存下去。病情若再进一步发展，心力衰竭加重，肺部的水肿加剧、缺氧厉害，便会危及生命。

所以医师看到呼吸困难，总是往心和肺这两方面考虑。可是还有一些人，他会告诉你说："医师，我一动就喘，有时不动就坐着也胸闷气短。"我问他："你喘得那么厉害，平时能爬楼吗？"患者回答："慢一点，还是能爬到 5 楼。"

我心想，这位患者的表述可能有点矛盾，静息的时候有点气短，但是能爬 5 楼，那这肺功能是好还是坏呢？我再问他："什么时候还会出现气短呢？"患者回答："还有晚上，有时候睡着睡着就气短了。"我想，这不会是夜间阵发性呼吸困难吧？于是我再问："那你气短坐起来会好点吗？"患者回答："坐起来也是一样的，就是睡不着，但是真的睡着就没事了。"

于是我给他做了一些检查，结果显示心肺功能都是好的，我恍然大悟，原来他的气短与睡眠、情绪相关。这时候我们就需要去鉴别，其实他不是真的气短，并不是气真的不够用，而是很多因素造成他主观上感觉到呼吸困难，这往往是心理疾病的一种表现。此外，这类型的患者除了感觉到气短以外，还会觉得吸气不足，喜欢时不时地来个深呼吸，加上长叹气，古书上描写为善太息，是由肝郁气滞所致。古人认为这类人往往是郁而不畅的情绪造成气滞，也就是气的运转不畅。

• 如何判断到底是心脏的问题，还是肺的问题，还是精神 / 心理的问题呢

首先，我们可以通过一些检查来明确。若考虑肺的问题，最主要和最关键的就是做肺功能检查，肺功能出来如果一切正常，说明他的呼吸功能没有问题，有问题的话，经常会出现阻塞性 / 限制性 / 混合性的呼吸功能轻度 / 中度 / 重度减退等诊断结果。如果碰到肺功能减退的患者，我们还建议他 / 她去做个肺 CT，明确肺部有什么病变。

其次，如果检查下来肺功能是好的，那我们再做心脏的检查，最简单的心脏检查就是心脏超声，可以知道心脏有没有心功能不全，可以明确心脏的收缩功能、舒张功能有没有下降。与此同时，还可以检查脑钠肽（BNP），BNP 是针对心脏的一个特异性指标，是心脏分泌的一种激素，当心脏功能衰竭的时候，人体会自救性地分泌 BNP 来增加尿液的排出，所以 BNP 值的增高很多时候提示心功能不全。

最后，如果肺功能是好的，心脏超声检查显示没有问题，BNP 也是正常的，即心肺功能都好，可是患者就是存在气短的现象，那我们可以考虑给他 / 她做一个心理量表，来看一下他 / 她是不是有焦虑、抑郁等情况。

当然，临床上我们诊治呼吸困难，不仅仅考虑肺源性的、心源性的或者与心理相关的因素，还有很多是中毒性的呼吸困难，所以当一位医师看到一个症状的时候，脑子会想到很多种可能，然后会根据物理和实验室检查来一点点排除，最后再加上临床经验，给出一个最明确的诊断。

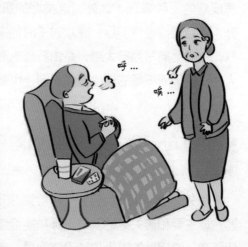

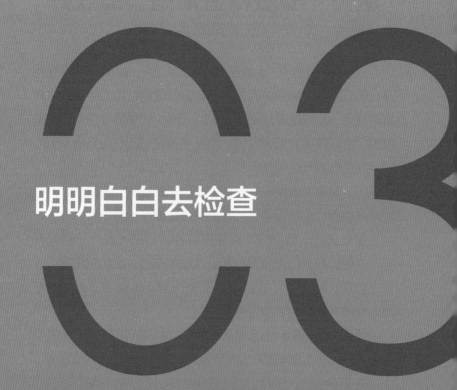

明明白白去检查

这份"心脏检查指南"请收好

"人心隔肚皮",人看不见自己的心脏,如果心脏出现问题,怎么把问题搞清楚呢?那就要借助辅助检查的手段,比如超声检查、X线片等,就像探矿机一样,能探测心脏和心脏的内部。所以这里我们来说说,想要了解我们的心血管有没有问题,到底该做什么检查呢?

门、墙壁、房间——这些都是房子的结构,可以通过心脏超声来检查,也可以通过心脏磁共振成像来检查。

首先,看一看"门"有没有坏掉。门是大是小?打得开吗?关得拢吗?门上有没有乱七八糟的东西,比如赘生物。

其次,看一看"墙壁"有没有问题。墙壁厚不厚?薄不薄?有没有不均匀?有没有洞?

最后,看一看墙壁组成的"房间"有没有问题。房间会不会太大或者太小?房间里有没有奇怪的东西,比如血栓或者肿瘤。

房子不会动,但我们的心脏是会活动的,收缩和舒张的功能也要考察。心脏超声也能检查收缩的顺序对不对?收缩的力度够不够?对称不对称?

如果说心脏搏动得太慢了?搏动得太快了?搏动得太乱了?那该做什么检查呢?"电路""电线"的问题则可以通过心电图来检查。

心电图这项检查大家都很熟悉,应用很广泛。

但是经常有患者跟我说:"崔医师,我心慌,去医院检查,可是到做心电图的时候,这感觉又好了,心电图做出来也是正常的。"

心脏"电路"的问题可以分为阵发性和持续性两种。

心电图只能看到即刻的情况，只能抓到"伸着手的小偷"，也就是心脏"电路"一直出问题时能抓到，或者正好出问题的时候也能抓到。当然我们也可以做 Holter，也就是动态心电图，一般可以做 24 小时的心电图。这样就可以"抓"一整天！可万一小偷持续几天不伸手，也可能抓不到。

对于一些高危的心律失常患者来说，可以住院、带上心电监测。如果有必要进一步检查的话，就要做一些创伤性的检查了，包括心脏电生理检查、植入式心电监测。

再比如说跑步时胸口闷、胸口痛，那可能是"水管"堵住了。而供应心脏血液最重要的血管就是冠状动脉！又该怎么检查呢？

最简单、最快速的就是心电图检查，如果心电图上能看到心肌缺血的表现，就能推测是不是血管堵住了。但就像前面说的，心电图的缺陷就是只能看到即刻的情况，而心脏缺血的状况可能不是每时每刻都发生的。

• 未发生缺血状况的时候可以做什么检查呢

1. **心电图运动试验** 心电图运动试验有平板试验和踏车试验。身上贴上电极片，一边运动一边做心电图，看看心脏在有负荷（有一定的压力）的情况下会不会缺血。

2. **单光子发射计算机体层摄影（SPECT）** 这个方法就是在体内用同位素标记血液，让它们在一张图上显现。如果心肌不缺血的话，那么标记过的这些血液充满了心肌，整个就是红色的。如果心肌有一部分是缺血的，那就变成黑色了。这样可以判断心肌的血够不够用。

但是心电图运动试验和 SPECT 都是推测性的，能看到心肌缺血，但到底是大血管还是小血管堵住了并不能明确。而如果想看到血管里面的情况，我们就可以做造影检查。造影分为两种，一种是无创的，叫做 CT 冠脉造影；另一种是有创的，叫做冠状动脉造影。

1. CT 冠脉造影　CT 大家并不陌生，CT 冠脉造影就是做 CT 的时候往血管里注射造影剂，让冠状动脉显影，再经过计算机处理，重建图像，来判断血管有没有狭窄，这个检查是没有创伤的。

但 CT 有时候会受一些因素的干扰，比如心率、血管钙化等情况，图像的质量会受影响。

CT 冠脉造影对阴性的预测价值更高，适合于筛查。也就是说检查结果显示心脏没问题，那一定是没问题的；但如果检查结果显示有问题，具体狭窄多少？严重程度如何？那就不会得到那么确切的答案。这个时候要通过冠状动脉造影来判断！

2. 冠状动脉造影　冠状动脉造影是最直观、最清楚的！冠状动脉造影可以直接看到血管里面的情况，是一个创伤性的检查，它是明确血管情况的"金标准"。

从手上的动脉插入导管，通到心脏的冠状动脉，再直接在冠状动脉口注射造影剂，让冠状动脉显影，这样就能清楚地看到血管的走行、血管的数量、有没有畸形，能准确地判断血管有没有狭窄以及狭窄的程度等。

这里也讲到了"如果水管出了问题，我们的墙会烂、门会坏、电会乱！"所以门、墙、电路出问题，也要查查血管有没有堵住。

　　水管堵住就像河流淤积了，一定要看看上游有什么问题，所以除了查血管本身外，还要检查是什么原因导致的!

　　那就要明确患者有没有高血压、高血糖、高血脂。因此要检查血压，可以在家每天固定时间监测，也可以做 24 小时血压监测;要监测血糖，包括空腹血糖、餐后血糖和糖化血红蛋白（可以看 3 个月血糖的平均水平）;还要检查血脂，关键监测低密度脂蛋白，看看这个可能变成斑块的坏胆固醇高不高。要是把水管上游的问题解决了，也能减少水管堵住的风险!

　　简单总结心脏每个部位的检查:门、墙壁、房间，这些结构性部件可以通过心脏超声、磁共振成像来检查;电路系统，可以通过心电图、Holter、心电监测，甚至是有创的植入式心电监测、心脏电生理检查;水管系统，可以通过心电图、心电图运动试验（平板试验/踏车试验）、单光子发射计算机体层摄影、CT 冠脉造影，甚至是有创的冠状动脉造影检查。水管的上游情况，可以通过监测血压，检验血糖、血脂来判断。

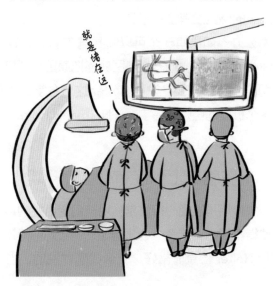

了解心脏十二时辰的利器
——Holter

这里咱们聊一下，一个心血管科非常常用的检查项目——动态心电图，又称 Holter。

• 为什么叫动态心电图呢

关键就在动态两个字上！心电图大家已经非常熟悉了，它可以及时发现心血管疾病里最常见的心律失常、心肌缺血、心肌梗死，或者是心脏肥大等的现象。可问题是：当我们觉得心慌、不舒服时，想去做个心电图，可是到了医院，得先挂个号吧？得医师看完吧？然后还要收费吧？再去做心电图的时候，不舒服的感觉没有了！好了！

那怎么办？如果有一个可以随身携带随时跟踪心率的仪器，当你心慌的时候，动态心电图就能把原因给"抓"住。所以动态两个字非常重要！说到 Holter 这个名字的由来，其实是发明这个机器的医师的名字——Norman J.Holter。

• Holter 在临床上到底有什么作用呢

第一大作用是发现心律失常！用咱们老百姓的话说就是：心脏搏动得不规则，或者一会儿搏动、一会儿不搏动。这种情况我们用 Holter 检查非常好！就像我刚才说的，当心慌不舒服想做心电图，轮到做的时候心慌的感觉没了，回到家又发作了。如果随身携带 Holter 监测的话就能发现病变。

再者，医师如果怀疑你有隐匿性的问题，但是没办法确诊，比如说有头晕、黑蒙、要摔倒的情况，医师怀疑是不是有心脏停搏，这时候携带 Holter 监测，可在感觉心脏不舒服的时候把它记录下来，所以对发现隐匿性的心电现象很有作用。

第二大作用是评估。如果你已经知道自己有早搏，心电图做出来是房性早搏或者室性早搏，但房性早搏、室性早搏严不严重？严重到什么程度？我们就需要 Holter 来评估一下。以前只有心电图的时候，一发现有早搏就特别害怕，因为人群当中，大概只有 10%～20% 的人才可能"抓"到早搏。可是自从有了 Holter，发现 80% 的人或多或少都有早搏，只不过很多人不知道。但是如果早搏太多了呢？或者早搏连续发生，或者变成了房性心动过速甚至是室性心动过速或者变成了恶性的心律失常呢？那就出问题了！

因此通过 Holter，首先，我们可以评估早搏严不严重，早搏次数，形态怎么样，起源点在哪里。其次，除了早搏之外，我们还可以评估房颤的严重程度，一天发多少次？每次发多长时间？发的时候心率快不快等。最后，还可以评估心动过缓的情况，有些人心率很慢，如有人说：我心率一直很慢啊！我平时爱跑步，安静下来心率大约 50 次 /min。但是晚上睡觉的时候心率多少？心率慢当中有没有出现长间歇的情况？有没有出现心脏停搏的情况？所以不管是快速性心律失常还是缓慢性心律失常，我们都可以通过 Holter 来发现，然后评估严重程度。

第三大作用是找到早搏发作的规律。因为 Holter 可以记录一整天的情况，这样我们就能知道发生心律失常是白天多还是晚上多？还是在某一个时间段特别多？或者是在某一个时间段突然出现心脏停搏的现象？这些昼夜规律很重要。同时，昼夜规律也伴随着另外一项检查——心率变异性。Holter 可以根据一昼夜的心电图结果，来算出心率变异性，就能知道调整人体和心脏的两根神经——交感神经和副交感神经，哪一方势力大，哪一方兴奋度强。

举个例子：一位心肌梗死的患者，如果他的交感神经兴奋度很高，那就预示着猝死的风险比较大。Holter 可以评估猝死的危险程度。

第四大作用，现在有很多人因为心率太慢或者心脏停搏，装了人工心脏起搏器，那么这个人工心脏起搏器工作得正常不正常，它的一些功能是不是在起作用，我们也可以通过 Holter 来评估。

除了以上这些主要功能，Holter 也可以部分地来看是不是存在心肌缺血。为什么呢？因为大多数 Holter 都是模拟导联，一般由 7 个电极组成 3 个导联。我们平时做的心电图是 12 个导联的，可以从各个角度看到心脏的电活动，而 Holter 只能看到局部的心脏。

Holter 是一个非常常见的、有用的检查，要想让它发挥最大的作用，我们要注意以下几点。

1. 保持身体清洁　携带 Holter 时要提前让自己清洁一些，检查时要在身体上贴电极片，如果身上有很多油脂或者出了很多汗就会接触不良，电极采集的心电图数据可能会有很多干扰波，会影响检查结果。还有，包括内衣等衣物的穿戴，会不会造成电极片移位也是需要注意的问题。

2. 远离强磁场地方 Holter 作为一个电子记录检查设备，已经从以前的大盒子（里面是磁带记录仪）发展成了现在的卡片装置。从发展的角度来说，已经是比较先进了，但它毕竟是个电子设备，所以还要注意抗干扰。如果携带 Holter 进入磁场很强的地方，或者频繁地近距离使用手机，可能记录进去的数据就会被干扰甚至"消磁"。

3. 不要有额外的心理压力 携带 Holter 就是为了发现隐匿性的问题，为的是发现不舒服的时候心脏的"电路"是不是有故障。千万不要因为自己携带 Holter 就一动不敢动，也不方便出门，只躺在床上睡觉。如果你整天躺在床上，怎么能分析平时吃饭、工作、运动等不同状态下的心电图呢？所以应该保持正常的日常活动，让它能够记录下真实的心电图。

4. 自行记录 还有很关键的一点：在携带 Holter 时，如果出现不舒服，请记录下当时的时间。比如说下午 2:02 感觉心慌，记录下来，把这个时间记录交给医师，结合 Holter 记录的数据，医师可以比对分析，这个时间是不是有心律失常。

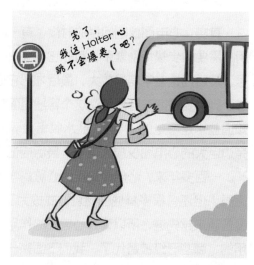

"百岁老人"
——心电图，还有用吗

　　也许有些人非常熟悉心电图，体检时、心脏不舒服时，或者看急诊时，都会给你做一个心电图。

　　说到心电图，它可是这一百多年来两个非常有用的检查之一！（另一个是 X 光线——伦琴射线）并且心电图比伦琴射线发现得更早。它是 1885 年由荷兰医学家 Willem Einthoven（威廉·爱因托芬）首次描记出来的。当时使用的是毛细静电仪，到了 1910 年的时候就用了显电记录仪，1924 年他获得了诺贝尔生理学或医学奖。

● 心电图到底是怎么工作的呢

　　其实，心电图仪刚问世的时候，有一间小屋子这么大！使用它需要的步骤特别繁杂，首先它要采集被检查者身体的电信号，然后把这些电信号放大，最后才把它描记出来。被检查者的手脚需要浸泡在容器里，这个容器里面注满了盐水（大家都知道盐水是导电的），通过盐水收集微弱的电信号，然后通过旁边巨大的心电图仪放大信号，最后描记出来，成为心电图。

　　一百多年来，心电图确实为心脏病学的发展提供了坚实的后盾，但还有很多其他的检查方式成为了"后起之秀"，检查设备越来越先进，所以现在心电图的作用到底哪些还是非常有用的，哪些已经被替代了，我们下面来一一说明。

通过心电图，我们可以了解心脏实时的电活动。

我们常常在影视片里看到这样的场景：一位患者躺在床上，身上接着电极，旁边有个监护仪，发出"滴滴滴滴"的声音，显示屏上出现一个个波形。标记的波形就是实时的心脏电活动。人一旦去世，监护仪上的波形就会变成一条直线，说明心脏已经没有电活动了。

同时，还能了解心脏的大小。我们能够通过电压——不同波形的高低，可以"看"心脏的"上、下、前、后、左、右"。心脏哪里增大了，哪里的电压就高了，心电图的波形就高了，可以是心房增大，也可以是心室增大。

但是随着 X 线、CT 和磁共振成像等技术的出现，尤其是心脏超声检查的发展，我们可以通过这些直接看到心脏的大小，而不用通过波形来估测，所以评估心脏是不是扩大已经不是心电图的强项了。

• 心电图的强项是什么呢

最主要的就是我们可以通过心电图判断有没有心律失常。

心电图上有一个很容易引起误会的概念——窦性心律。经常有人拿着心电图来问："医师，你看我的心脏是不是已经快没救了，这上面写着窦性心律！"

因为我们心脏有自带的起搏点——窦房结，不用提醒它，它自己也会搏动。所以，如果是从人体自带的起搏点传出来的心率，就叫窦性心律。如果不是窦性心律，那就是从心脏的其他地方传出来的，叫异位心率，是一种心律失常。

心律失常是心脏失去了正常的节律，本来是很正常的"叭哒——叭哒——叭哒——叭哒——叭哒——"，现在变成"叭哒——叭哒——叭哒叭哒——叭哒——"这样一种紊乱的节律，心电图立刻就知道这里有问题。

看到一张心电图报告，出现哪些词代表有心律失常呢？

如果是缓慢性心律失常，一般会出现四个字——缓、停、逸、滞。

缓——心动过缓。窦性心动过缓，虽然是窦性的，但跳得慢了也是问题。

停——停搏。心脏停搏，总是不好的吧！

逸——逸搏。逸搏是我们人体的保护机制，当正常的心脏搏动不起来的时候，才会出现逸搏。

滞——传导阻滞。也就是心脏的电不能从上面传到底下，或者不能从左边传到右边。

如果是快速性心律失常，一般会出现4个字——早、速、扑、颤。

早——早搏。就是我们经常看到的房性早搏、室性早搏。

速——心动过速。窦性心动过速、房性心动过速、室性心动过速都是"速"。

扑——扑动。

颤——颤动。

这些都是心律失常的表现。

不需要知道它们各自是什么，但是一看心电图就能判断你是不是窦性心律了。如果出现了任何一种心律失常，就得看医师了。

虽然心电图对心律失常很敏感，但有一个问题，心律失常不一定每时每刻都发作，所以当你很不舒服的时候，到医院做心电图却显示是正常的，该怎么办？我们现在有了动态心电图，可以记录 24 小时甚至 72 小时的心电图，如果心律失常发作，就能在这段时间里被记录进去，然后再做分析。

通过心电图，我们还可以看出是不是出现了心肌缺血乃至心肌梗死。这是心电图非常敏感的功能，但是要注意以下两点。

1. 如果你发生了剧烈的胸痛或者严重的胸闷，即刻到医院做一个心电图，如果是心肌缺血或者心肌梗死，就马上能够得到治疗。

2. 如果这时心电图是正常的，那就有可能不是心肌缺血，也不是心肌梗死。

心电图对急性的心肌缺血、心肌梗死非常敏感，但对慢性的心肌缺血、心肌梗死却不太敏感。经常碰到这种情况，你可能没什么不舒服，但是体检去做个心电图，报告上写着"ST-T 改变"，问医师"ST-T 改变"是什么意思，被告知有点心肌缺血。然后就把这"心肌缺血"的帽子戴上了。

在以前，还没有发展出更多检查手段的时候，心电图是唯一的诊断方法，容易把"ST-T 改变"和"心肌缺血"划等号。现在有了冠状动脉造影等技术，发现这两者之间只有小部分的联系，所以"ST-T 改变"不一定是心肌缺血，若需要确诊该怎么办？我们可以再做一个延伸的心电图检查，叫心电图运动试验。就是在快走或跑步的时候，心脏处于负荷状态，再做心电图。如果这个时候出现心肌缺血的表现，就是真的有心肌缺血，如果没有改变，那么"ST-T 改变"就没有意义。

除了以上几点，心电图还能看出你吃的某一些药物有没有副作用；你体内的电解质，比如钾、钠、氯等有没有过多或过少；人工心脏起搏器工作是否正常等。

经过一百多年的发展，心电图的有些功能确实已经被替代了，不那么准确了，但是判断急性的心肌缺血和心律失常，还是心电图的强项。而且心电图还有两个非常大的优势，第一个是检查方便，第二个是检查费用非常低。

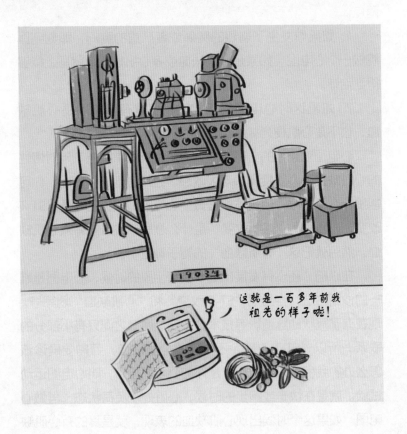

19034

这就是一百多年前我祖先的样子啦！

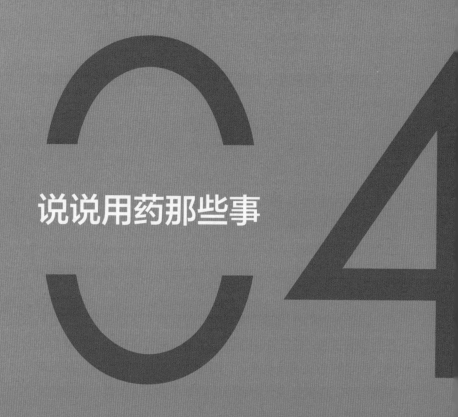

说说用药那些事

04

冠心病治疗的 ABCDE

下面，我们来讲一下冠心病的治疗，冠心病的治疗常被概括为 ABCDE。

● 第一个字母 A

A 包括两个词，第一个就是我们熟悉的阿司匹林（aspirin），第二个是抗心绞痛（anti-angina）药。也就是说 A 代表阿司匹林和抗心绞痛药。

对于冠心病的治疗，我们分为两部分，症状的处理和病因的治疗。

以前，我们使用的药物都是针对症状，比如说大家非常熟悉的硝酸甘油，它的作用是舌下含服以后可以快速地缓解心绞痛，患者的心绞痛是改善了，而导致心绞痛的根本病因却没有得到治疗。也就是说，患者的生存率不会因为改善心绞痛的发作而改善。

后来，研究发现冠心病是由动脉硬化引起的疾病，血管首先硬化了，然后慢慢地变狭窄，最后血栓形成堵塞了血管，出现心肌梗死。

所以改善动脉硬化是第一位的，避免血栓形成是第二位的。阿司匹林是抗血小板药物，所以阿司匹林在减少血栓形成方面有一定作用，可以一定程度改善患者的愈后，也就是可以延长生存期，但吃再多的阿司匹林也不会缓解心绞痛。

人生病了不缓解症状总不行吧，所以抗心绞痛药还是需要的。虽然说这些抗心绞痛药不一定能够让患者生存期更长，但是可以缓解症状、减少患者痛苦。

因此，对于冠心病的治疗，我们既要针对病因、病理，也要针对症状。既要治标，也要治本！

• 第二个字母 B

B 也包括两个词，第一个是 β 受体阻滞剂（β-blocker），它具有抗心绞痛的作用，属于改善预后。这类药除了可以改善心肌的氧耗、缓解心绞痛外，还可以减少心律失常的发生。

心肌梗死导致的死亡最多的就是最初 24 小时内的猝死。猝死的原因都是突然发生了恶性心律失常，比如室性心动过速（室速）、心室颤动（室颤）。而 β 受体阻滞剂可以减少心律失常的发生，从而降低死亡率。

第二个是高血压的控制（blood pressure control）。这里就强调了，我们除了针对冠心病用药以外，还要把冠心病的上游疾病，比如说高血压控制好，否则持续的血压高可以引起动脉硬化，血管壁上刚擦干净，污垢马上又长出来了，你说是不是？

• 第三个字母 C

C 也包括两个词，第一个就是胆固醇（cholesterol）。我们知道，动脉粥样硬化是由于各种原因引起我们的血管内皮细胞损伤，然后胆固醇沉积在血管壁上，形成斑块，最后造成堵塞。所以控制胆固醇在冠心病的治疗里面属于上游问题。特别是低密度脂蛋白（LDL），我们要把低密度脂蛋白降得低一点才好。

另外 C 还代表香烟（cigarette），即吸的香烟。

香烟可以让我们的血管壁不再光滑，这样胆固醇容易黏附，在血管里沉积下来。

• 第四个字母 D

D 也包括两个词，第一个就是糖尿病（diabetes），这也是在讲上游疾病的控制。如果不控制 B 里面的高血压、C 里面的胆固醇和 D 里面的糖尿病，那整个治疗只是针对结果，没有针对成因。所以糖尿病的控制也属于一个非常重要的环节。

另外还代表饮食控制（diet），也就是我们说的，需要高蛋白、高膳食纤维，但是低盐、低脂、低糖的结构调整、总量控制的进食的方案。

• 第五个字母 E 里面讲的两个不是药物

第一个是锻炼（exercise）。如果你想好好地治疗冠心病，除了吃药以外，一定要改变生活方式，包括饮食和锻炼。

2020 年《中国心血管病一级预防指南》中提出：成人每周应进行至少 150 分钟中等强度身体活动或 75 分钟高强度身体活动（或等效的中等强度与高强度身体活动组合），并且减少久坐等静态生活方式以降低心血管病风险！

另外 E 还代表教育（education），就是医师或者医疗服务机构应该把冠心病防治等知识科普给民众，让大家去了解这些做法背后的逻辑，这样他 / 她就会自觉地调整自己的生活方式

（饮食、运动、作息等），而且会更理解医师开出的治疗方案，知道为什么要吃这个药，这样患者的服药依从性就会比较好。

当然，作为一名医师，也应该把和患者的有效沟通作为他／她日常工作的一部分，而不仅仅是给患者开药。

最后，我们来总结一下冠心病治疗的 ABCDE！A 是阿司匹林和抗心绞痛药物；B 是 β 受体阻滞剂和高血压的控制；C 是控制胆固醇和禁烟；D 是控制糖尿病和控制饮食；E 是积极锻炼和患者教育。

所以 ABCDE 里面除了关注治疗冠心病以外，还包括关注患者生活方式的改变。

前段时间流传着心肌梗死急救的三件宝——一根针、一粒药、一杯水！有人说这能起死回生！这到底靠谱吗？

• 我告诉大家：一根针？！拿针扎手指、放血，不靠谱

在古代拿针扎手指是有的，用于治疗晕厥的人。这种强刺激的作用是没有办法解决血管堵塞问题的！强刺激所带来的焦虑和紧张反而会增加我们的心肌氧耗！

• 一粒阿司匹林？！不靠谱

阿司匹林在服用后 5～7 天才能起到抑制血小板活性的作用。想要即刻起效，需要 3 粒（300mg），还必须嚼服！这也仅仅是临时抑制血小板聚集，对于已经形成的血栓是没有用的！

有人问：听说硝酸甘油效果更好，真是这样的吗？

如果发病时血压很高的话，可以舌下含服硝酸甘油，但不能超过2粒！硝酸甘油会产生低血压、头痛等副作用！所以家中有血压计的话，不妨量一下血压，如果血压已经很低，就不能含服。

还有人问：崔医师，还有人说心肌梗死的患者不能坐着，只能躺着，靠谱吗？

人发生心肌梗死的时候，心脏非常脆弱，没有力气支撑坐位，所以怎么舒服怎么躺！以上内容仅适用于冠心病的心绞痛或心肌梗死发作时！

那么，胸痛就一定是心绞痛吗？胸痛就一定是心肌梗死吗？

引起胸痛的原因还有可能是气胸、胸膜炎、肺癌、肺栓塞、主动脉夹层、急性心包炎、食管炎、膈疝、骨折、神经症……如果发生胸痛了，我们该做什么？找个舒服的姿势躺着，打120急救电话，才是正确的方式！

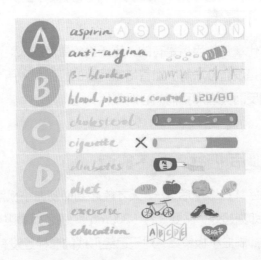

走下神坛的阿司匹林

最近在聚会上碰到一位朋友，他有冠心病，植入了支架。

他问我："崔医师，我最近听说阿司匹林没有好处，而且还有害。你说我天天吃阿司匹林，能行吗？！"

我答："当然要吃！你都装了支架了，阿司匹林是必须要吃的！"

他说："据说国外的试验已经否定了阿司匹林！"

我答："你的情况不一样！"

看着他将信将疑的眼神，我觉得我有必要跟他分析一下实际情况。他所说的"国外的试验"，指的是在 2018 年的欧洲心脏病学会年会上发表的 2 个研究。

ARRIVE 研究：对于无心血管疾病或糖尿病病史，心血管事件的中危受试者，口服阿司匹林进行心血管事件一级预防不能获益，且可能增加胃肠道出血的风险。（也就是说，对于目前还没有心血管疾病、糖尿病的患者，但是有一些心血管事件危险因素的中危患者，口服阿司匹林进行一级预防，没有好处，而且增加了出血的风险。）

大家经常重点关注了后半句——没有好处且有出血的风险，但是，这个结论前面有一个限定条件！！！

ASCEND 研究：对于糖尿病患者，口服阿司匹林进行一级预防可显著降低心血管事件风险，但增加了主要出血风险，因此获益几乎为零。（也就是说，有糖尿病但是还没有冠心病的患者口服阿司匹林，确实可以减少冠心病的发生，但是出血的风险把获益抵消了。）

结果这两个研究一发表，确实有很多人说："哇！40 年的大骗局啊！"或者说"走下神坛的阿司匹林"。

但是这两个都是一级预防试验！！！

• 什么是一级预防，是不是还有二级预防

这是专业术语，通俗地讲，一级预防是指对于还没有因动脉粥样硬化而产生血管栓塞的患者，比如还未患有冠心病、缺血性脑卒中、外周动脉疾病等的人，预防首次血栓事件的发生。二级预防指的是已患有冠心病、脑梗死、外周血管狭窄等动脉硬化性心脑血管疾病，通过有效的干预手段，防止病情进展，改善预后，降低病死率、病残率，预防复发。

在需要二级预防的患者（已患有冠心病，植入支架，有过心肌梗死、脑梗死、短暂性脑缺血发作以及外周血管病的患者）中，阿司匹林的试验结果全都是阳性的，也就是说阿司匹林对于二级预防是有用的，能够减少血栓性事件的发生，减少再次发病，可改善预后，减少死亡率。

而争论就在一级预防的针对人群——没有患冠心病、脑梗死、外周血管病的人，但是可能有高血压，或者糖尿病，或者高血脂，这些人到底要不要服用阿司匹林呢？

其实针对有危险因素但还没有达到心脑血管疾病的人，已经进行过很多的医学临床试验。在 2018 年之前，6 个试验的结果都是阳性的，也就是说服用阿司匹林可获益、有好处！但是，2018 年以后又有临床试验出现了阴性结果，也就是说服用阿司匹林患者没有益处。所以，关于阿司匹林的服用一直以

来医学界都存在争论。

ESC 高血压指南比较严谨，这些没有被确诊的人群，不推荐服用阿司匹林。特别在 2018 年 ESC 高血压指南里，取消了高血压患者必须服用阿司匹林的推荐。

在美国，相对来说，以前使用阿司匹林的适应证是较为宽松的，认为早服用有好处，可以预防冠心病的发作。但是 2019 年以来使用阿司匹林的适应证也开始严格起来了。为什么呢？因为证据不足。

在我国，根据《2019 阿司匹林在心血管疾病一级预防中的应用中国专家共识》的建议，阿司匹林一级预防的人群筛查可根据后面的阿司匹林一级预防人群筛查简明流程图进行。

也就是说，如果只是单纯的血脂异常、血压异常或者糖尿病，不需要服用阿司匹林！

所以有了这个预防指南以后，阿司匹林的应用就有章可循了。

每一种药都有它的适应证和禁忌证，只有严格按照适应证来使用，才是好药；如果滥用、乱用，就可能会害人。

某些人说：这个药是神药，一听到"神"字，我就头大！

有一位教授讲得非常好："阿司匹林从未走上神坛，何来走下神坛！阿司匹林自在人间！"

我们总希望药物的风险越小越好，获益越大越好。但如果你的身体已经处于有风险的情况下，如患有冠心病、脑梗死或者外周血管病时，处于二级预防的范畴，就不得不用有风险的药物来治疗，帮助你保持在低风险状态。而在 10 年 ASCVD ＜ 10% 的时候，根本就不用考虑使用阿司匹林。

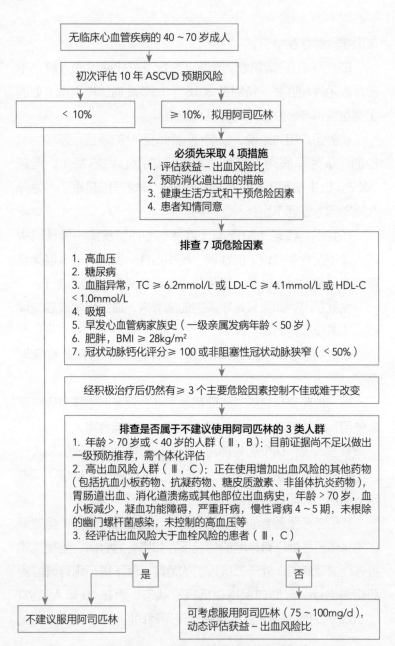

无临床心血管疾病的 40~70 岁成人

初次评估 10 年 ASCVD 预期风险

< 10%

≥ 10%，拟用阿司匹林

必须先采取 4 项措施
1. 评估获益－出血风险比
2. 预防消化道出血的措施
3. 健康生活方式和干预危险因素
4. 患者知情同意

排查 7 项危险因素
1. 高血压
2. 糖尿病
3. 血脂异常，TC ≥ 6.2mmol/L 或 LDL-C ≥ 4.1mmol/L 或 HDL-C < 1.0mmol/L
4. 吸烟
5. 早发心血管病家族史（一级亲属发病年龄＜50 岁）
6. 肥胖，BMI ≥ 28kg/m²
7. 冠状动脉钙化评分 ≥ 100 或非阻塞性冠状动脉狭窄（< 50%）

经积极治疗后仍然有 ≥ 3 个主要危险因素控制不佳或难于改变

排查是否属于不建议使用阿司匹林的 3 类人群
1. 年龄＞70 岁或＜40 岁的人群（Ⅲ，B）：目前证据尚不足以做出一级预防推荐，需个体化评估
2. 高出血风险人群（Ⅲ，C）：正在使用增加出血风险的其他药物（包括抗血小板药物、抗凝药物、糖皮质激素、非甾体抗炎药物），胃肠道出血、消化道溃疡或其他部位出血病史，年龄＞70 岁，血小板减少，凝血功能障碍，严重肝病，慢性肾病 4~5 期，未根除的幽门螺杆菌感染，未控制的高血压等
3. 经评估出血风险大于血栓风险的患者（Ⅲ，C）

是

否

不建议服用阿司匹林

可考虑服用阿司匹林（75~100mg/d），动态评估获益－出血风险比

阿司匹林一级预防人群筛查简明流程图

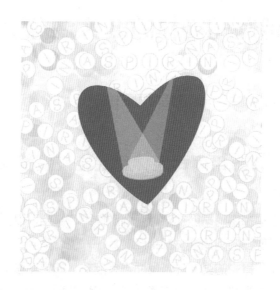

使用阿司匹林的 8 大注意事项

这里我们要聊一聊使用阿司匹林的八大注意事项。

- **第一，服用阿司匹林到底应该是餐前还是餐后**

  大家都知道阿司匹林对胃有刺激作用，甚至可以引起胃溃疡。所以现在的阿司匹林都是肠溶片——也就是到了肠道才能溶解，而在胃中的强酸环境反而不会溶解。如果空腹时服用阿司匹林，这样可以让它快速通过胃，很快就到小肠，更好地避免对胃的刺激。

  如果是在餐后服用阿司匹林就有两种可能：第一，因为胃里充满了食物，排空比较慢，阿司匹林在胃中滞留的时间比较长，有可能在胃中溶解并且对胃产生刺激。第二，阿司匹林的溶解依赖酸碱度，饱餐后由于食物中和了胃酸，胃中的 pH 升高，酸度降低，这样可能会提前在胃中溶解对胃产生刺激。

  所以我的结论是：一定要空腹服用阿司匹林肠溶片。

- **第二，服用阿司匹林到底应该早上？还是晚上**

  很多人认为：应该晚上服用，因为晚上血流比较缓慢，血液也比较容易形成血栓！

  听上去似乎有道理，可是，阿司匹林的作用机制不是这样的！它不是即刻起效的，而是通过抑制血小板活性来达到减少血栓形成的目的。每天都有新的血小板产生，所以我们必须每天服用一定剂量的阿司匹林去抑制它的活性，这是一个逐渐积累的过程。到什么时候能达到效果呢？一般需要 5 ~ 7 天以上，也就是血小板生命周期那么长的时间，才能达到稳定的效果。所以服用阿司匹林无所谓是早上还是晚上了。

当然，如果你想达到即刻抑制血小板的目的，那就需要服用 300mg 阿司匹林，并且是嚼服，破坏药片表面的肠溶膜，才可能达到即刻吸收的效果。

● 第三，服用阿司匹林的量到底是多少

目前市面上通用的剂型，一种是国产的肠溶阿司匹林片，1 粒 25mg；一种是合资公司生成的肠溶阿司匹林片，1 粒 100mg。还有人可能从海外购买，1 粒 81mg。

我们到底应该服用多少呢？

推荐的剂量是 75 ~ 325mg/d，而且这属于低剂量。

325mg 也算低剂量？

是的！

因为以前使用阿司匹林抗风湿的时候，用量是按照每日几克计算的。

最近发表的一篇文章中的研究结果显示，体重在 70 千克以下的人服用 75 ~ 100mg/ 日的阿司匹林是合适的。对于体重 70 千克以上的人使用低剂量阿司匹林可能还不够。所以阿司匹林的使用量和人的体重有关系。所以 < 75mg/ 日的阿司匹林可能就起不到抗血小板的作用。千万不要因为阿司匹林有

副作用就少吃一点，其实少吃一点副作用仍然存在，但是药效可能就没有了。

• 第四，是不是所有的胃病患者都不能服用阿司匹林

严格地说，只有患胃溃疡患者不能服用阿司匹林。胃病的范畴很广泛：消化不良、浅表性胃炎、萎缩性胃炎、胃癌、胃息肉等都是胃病。到目前为止，我还没有看到过一张写正常的胃镜报告，报告上最轻的就是浅表性胃炎。所以，有胃病的人，慎用阿司匹林；如果有胃溃疡，不要用阿司匹林。可是如果仅仅是消化不良，或者胃镜报告显示是浅表性胃炎的人，使用阿司匹林没有任何问题。

• 第五，孩子和孕妇能不能服用阿司匹林

孩子绝对不能服用阿司匹林！因为它会引起一种严重的疾病——瑞氏综合征（是一种合并急性脑病和肝脏脂肪变性的临床综合征，若不及时治疗，存在致死风险）。所以孩子是绝对禁用的！仅有一个例外，那就是黏膜皮肤淋巴结综合征患儿，需要在医师指导下服用阿司匹林。

至于孕妇能不能服用阿司匹林。我们还没有足够多的临床数据，只是建议怀孕的前 3 个月及后 3 个月不要使用阿司匹林！但对于有先兆子痫高风险的孕妇来说，2021 年美国预防医学工作组提出：建议应用低剂量阿司匹林作为先兆子痫高危妊娠人群妊娠 12 周后的预防用药。

● 第六，哪些人不能使用阿司匹林

除了刚才说的患有胃溃疡的人以外，未经治疗、没有得到控制的高血压患者也不建议使用。因为阿司匹林会减少血小板聚集，对血压 180/100mmHg 的人来说，脑出血的风险非常大，这个时候如果血液变得更加稀薄，出血的风险就进一步增大，所以不能使用阿司匹林。

同时，属于出血体质或者有出血倾向的人，服用阿司匹林之后容易出现出血；还有，对阿司匹林过敏的人乃至服用阿司匹林后会诱发哮喘的人是不能使用阿司匹林的。

● 第七，阿司匹林不能和哪些药一起服用

1. **镇痛药**　阿司匹林本来就是解热镇痛抗炎药。如果服用阿司匹林时再用镇痛药的话，治疗作用会叠加，副作用也会叠加，就更加容易引起胃部出血。

2. **糖皮质激素**　比如泼尼松之类的药，它本身会破坏胃黏膜，与阿司匹林同用，会增加出血的概率。

3. **免疫抑制剂**　比如甲氨蝶呤等，不能和阿司匹林同用。

● 第八，痛风患者能不能服用阿司匹林

现在患有三高（高血压、高血糖、高血脂）的人很多，其实还有四高人群，就是再加上高尿酸。很多人尿酸增高，甚至常发痛风，阿司匹林会影响尿酸的排泄，所以尿酸高的人要尽量避免使用阿司匹林，要不然就可能诱发痛风。

同时，肾功能不全，尿酸的排泄也会出现障碍。这时候就要医师来判断是否能服用阿司匹林。因为人在肾功能不全的时候血栓的发生率也增高，我们常常建议服用阿司匹林，对于尿酸升高的肾功能不全患者，我们建议用其他的抗血小板药来代替阿司匹林，这样既可以达到预防血栓的目的，又不会增加痛风的发生率。

这就是阿司匹林的八大注意事项，希望能解答大家的困惑，对大家有用！

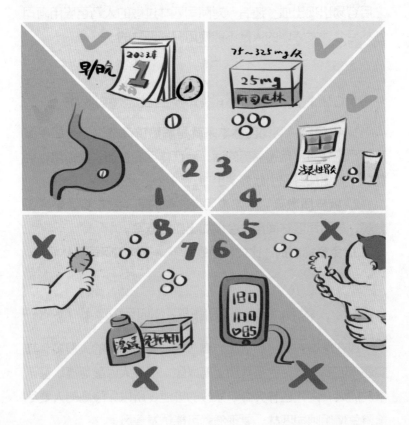

抗高血压药不能随便吃

抗高血压药有很多种，今天介绍最常用的 4 大类，我们叫它 ABCD，以及一种新的抗高血压药。

抗高血压药的选用需要依据高血压的发病机制。

● 血压是如何升高的呢

到目前为止，引发高血压的原因并不明确，与遗传、环境等因素有关。但是血压变化的机制，也就是说人血压升高和降低的相关因素已经明确了。血压就是血管内的压力，心脏运行起来就像一个泵，它通过收缩泵出血液。第一，如果心脏收缩的强度太大，打出去的血充满了速度和能量，血管中的压力就会升高。第二，如果今天本来要泵 1 吨的水，但是泵了 2 吨，用专业术语说，就是血容量太多，血压也会升高。第三，就是血管内本身的压力，血管如果比较细或者血管内阻力大，那压力也就更大。打个比方，拿一个气泵给轮胎充气，这个气泵是非常厉害的高压气泵，轮胎的压力就容易过高。也有可能气泵不是很厉害，但是充的气太多了，轮胎的胎压也会升高。或者相同量的气充到一个大轮胎里正好，结果充在一个小轮胎里面，或者车太重把轮胎压扁，再充进去同样的气，这个轮胎的压力就非常大了。针对这些机制就可以使用不同的药物，比如说降低心脏的工作强度、减少血管里的血液、舒张血管、增大血管腔、减少阻力等。

首先，我们从最早发明的药物 D 说起。D 代表利尿药。

利尿药就是增加尿量的药物。小便排出以后，人体内的血容量就少了，适合口味比较重以及老年高血压（收缩压高、舒张压不高）患者。

口味比较重的人血管里的血液容易出现水钠潴留，就好像打开的盐瓶子易吸收空气中的水分，吃进身体的盐分一多，盐中的钠离子会使血容量增多，导致血管壁压力增大。使用利尿药，通过肾脏排掉血管里多余的水分，血压也就正常了。

但是，利尿药也有很多缺点。

第一，它会影响人体尿酸的排泄。有些人喜欢大吃大喝，尤喜山珍海味，这样的人使用利尿药会引发痛风。所以，痛风的人是绝对不能用利尿药的，尿酸高的人要慎用，因为它会诱发痛风或者加重痛风。

第二，长期使用利尿药也会对糖代谢和脂代谢产生一些不良的影响，对血糖不太稳定或者高血脂的人是不利的，甚至还会影响男性的性功能。所以，现在利尿药一般都作为辅助用药，而且剂量逐渐减少。因为剂量大了，副作用也会增加，剂量小一点能起到辅助作用就可以了。

利尿药有氢氯噻嗪、呋塞米、托拉塞米等。新型利尿药吲达帕胺上市，吲达帕胺除了有利尿作用外，还有类似钙离子拮抗剂的作用，使利尿药在治疗高血压药物中的地位又有新的提高。

再来说说C。C代表钙通道阻滞药。

钙通道阻滞药是一类直接舒张血管的药物，好比让小轮胎变大，血压就能降下来，它还可以解除血管痉挛。这类药物的发展历史也很漫长，早先的钙离子通道阻滞剂作用的靶点较多，除了降血压以外，还会对心脏及肠道等起抑制作用，虽然说一举多得，但是如果患者只有高血压而没有其他疾病，这类药物用起来副作用可能会比较大。所以，经过科学家们的探寻，终于找到了只针对血管起效而不影响心脏的钙通道阻滞药。这类药物俗称"地平类"，包括硝苯地平、尼群地平、尼莫地平、尼卡地平、拉西地平、非洛地平、氨氯地平、左旋氨氯地平等。

这类药物的好处在于：无论对哪类患者，效果都很好。它是通过舒张血管起效的，降血压的效果比较确定，不像其他类型的药物，针对某一人群效果很好，对另一人群效果就很差。地平类药物一般用于老年收缩期高血压患者，这类患者血压升高的特点是收缩压高、舒张压不高，地平类药物降收缩压的效果比降舒张压的效果更好，也没有特别大的副作用。最常见的副作用是由于舒张血管导致面部发红、牙龈增生、心率加快、踝部水肿等。

有一点需要注意：这类药物一定要吃长效制剂。比如说最便宜的那种硝苯地平片，一瓶有 100 粒，服用后降血压效果很好，但是它半衰期太短，维持不了太长时间，刚吃下去降血压效果很好，2 小时后药效会逐渐减弱，血压就又升高了，容易对心脏和血管造成冲击，所以不主张使用短效药物。现在钙通道阻滞药主要以长效为主，短效的药物多做成缓释片、控释片，能达到良好的降血压效果。

接下来讲 B。B 代表 β 受体阻滞剂。

β 受体是交感神经受体，刺激 β 受体会使交感神经兴奋，导致激动、亢奋，使心率加快、血压升高。而血压高、亢奋时间长，对人体是有害的，所以使用 β 受体阻滞剂，可以让血压降低、心率减慢，也就是让心脏泵的力度小一点，这就是 β 受体阻滞剂的作用机制。

从上述机制可以看出，β 受体阻滞剂很有针对性，不像

C 类药物，适合所有人。如果本来就不容易兴奋、心率不快的人服用这种药就没什么作用；一般比较容易兴奋的人适用。

有两种人不适合服用 β 受体阻滞剂：第一种是心率慢的人，比如传导阻滞、心动过缓的人，服用后心率会变慢。第二种就是患有哮喘的人，因为这类药物可能会诱发哮喘。

β 受体阻滞剂包括普萘洛尔、美托洛尔、比索洛尔等，只要是"洛尔"，就是 β 受体阻滞剂。

最后说 A。A 代表血管紧张素受体阻滞药（ARB）或者血管紧张素转化酶抑制剂（ACEI），是让血管紧张素效果变差的药物。

血管紧张素，顾名思义是人体分泌的可以让血管紧张起来的激素。人体在需要紧张起来的时候，会分泌血管紧张素使血压升高，人就精神起来了。但是，如果在休息的时候血管紧张素还是很高的话，血压就会一直持续不下。这时候需要让血管放松，让血管紧张素分泌减少，或者就算血管紧张素浓度高也发挥不了作用。

减少血管紧张素分泌的药物即 ACEI，主要抑制血管紧张素转换酶，不让血管紧张素发挥作用；而拮抗血管紧张素受体的药物叫 ARB，就算血管紧张素再多也发挥不了作用。总而言之，A 代表的药物就是不让血管紧张素影响血压。由于 A 代表的药物牵涉人体内分泌，所以最大的作用就在于其对心脏、血管、肾脏的保护作用。除了降血压的效果以外，A 代表的药物还有保持血管弹性，延缓肾脏、心脏衰退的作用。说到这类药物，不得不提到沙库巴曲缬沙坦钠片，是由脑啡肽酶抑制剂——沙库巴曲和 ARB 类药物——缬沙坦组成的化合物，即缬沙坦的复方性制剂。脑啡肽抑制剂可以加强利水、利钠的作用。所以除了具备 A 代表药物的降血压作用以外，它同时具有 D 代表药物的利水、利尿作用，特别适用于高血压合并有心衰的患者。这是目前最热门的一类抗高血压药物。

正是由于 A 代表药物跟内分泌相关，所以对于血管紧张素浓度比较低的人，这类药物的效果就比较差；同时这类药物对有色人种的效果更差一些。另外，对高盐饮食，也就是口味很重的人，这类药物的效果也较差。所以，市面上有很多复方制剂，比如 A 代表药物加上 D 代表药物，效果就会变好。因为高盐饮食容易让人水钠潴留，加一点利尿药排钠、利尿，就能降血压。

有两类人是不适合服用 A 代表药物的：第一类是孕妇，因为此类药对胎儿有致畸作用；第二类是有严重肾功能衰竭的人，这类药物对早期的肾功能衰竭有好处，但到了晚期它是没有作用的。

ACEI 类药物俗称"普利类"，包括卡托普利、贝那普利、福辛普利、培哚普利、雷米普利等。ARB 类药物俗称"沙坦类"，包括厄贝沙坦、替米沙坦、缬沙坦、氯沙坦、坎贝沙坦等。

• ABCD 这四类药，是不是可以随便挑一种

根据合并的其他疾病，高血压的治疗有优选方案，比如合并心衰的患者，优选 A 代表药物，以沙库巴曲缬沙坦钠片最优，其次是 ACEI；合并糖尿病或者蛋白尿患者，优选 A 代表药物中的 ARB；心率偏快的患者，优选 B 代表药物；合并脑卒中的患者，优选 C 代表药物。根据年龄也有优选方案，以60 岁为基准划分为两组：60 岁以下的人先用 A 代表药物，如果年龄超过 60 岁先用 C 代表药物。

这几类药物常常需要搭配使用，道听途说乱换药是很不好的，因为高血压患者中只需要服用一种药就能控制血压的人只占 27%，也就是有 73% 的高血压患者都需要两种及以上的药物搭配。前面已经说过 C 和 D 代表药物对老年收缩期高血压比较好，而 A 和 B 代表药物对激素水平比较高的年轻人或舒张压高的人比较好。联合使用 A+C、A+D、C+A、C+B 都是不错的联用方案。如果还降不下来的话，可以三种一起用，A+C+D，这样效果就会更好。

最后再说一点，因为我出门诊时最怕有患者说："医师，我要开某某药，因为电视上、广播里说这个药好。"医师最怕的不是无知，而是一知半解。所以，大家对抗高血压药要有一点了解，这样可以对医师的医嘱心里有数。但是，一旦患上了高血压，还是要请医师来开处方，制订治疗方案，不要自作主张！

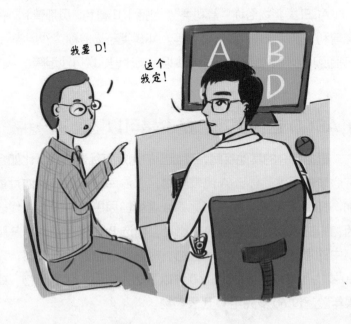

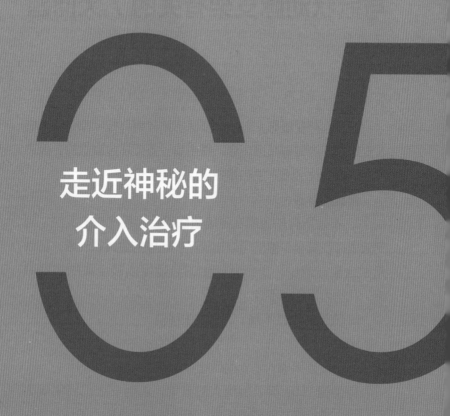

走近神秘的
介入治疗

与冠状动脉支架有关的 7 大问题

● 第一，植入支架后到底能不能做磁共振成像

很多人存在疑虑，包括许多医师和放射科技师都会认为植入支架后不能做磁共振成像。理由是：支架是金属做的，而磁共振成像会让金属产生热量并且让支架移位。

崔医师解答

1. 不是所有的金属在磁场里面都会出现产热的反应，而支架里存在着极少量的可以出现产热现象的金属铁元素，但铁元素含量非常少，少到其产生的热量足以被流动的血液带走，几乎可以忽略不计。

2. 支架的磁性不强，不会发生移位。

结论

患者在支架植入术 6 周后是可以做磁共振成像的！

特别是 2007 年以后植入的支架，说明书上已经明确表示：可以进行磁共振成像检查。如果你实在不放心的话，可以在支架植入术后向医师要一本说明书，就诊时给医师 / 放射科医师看。

● 第二，放完支架就万事大吉了吗

崔医师解答

答案是否定的！

支架只能解决既往的问题。

就好比地上有很多脏东西，我们通过扫地来清除垃圾，让地板恢复干净，但如果不注意保持，地板还是会脏。

也就是说支架解决了以前血管狭窄的问题，但如果不控制"三高"，不抑制血栓的聚集，血管依旧会出现损伤，依旧会出现新的狭窄。所以支架植入术后的人，如果不注意的话，很有可能在其他部位的血管出现新的狭窄。

结论

支架植入术后不是就万事大吉了！要控制好血压、血糖、血脂、血小板，不然血管可能还会出现新的狭窄／堵塞。

● 第三，支架放进去以后能用多久？能不能拿出来

崔医师解答

支架是金属类产品，植入血管后，起到支撑的作用。支架不用拿出来，它的使用期限和人的生命一样长。当然，医学家们也认识到：血管中有太多的异物，会让血管变硬，所以，新型的、可降解的支架正在研发。遗憾的是到目前为止，还没有非常成熟的可降解支架用于临床。今后一旦技术成熟，这种可降解支架会在完成了支撑血管的作用以后（约3年），逐步降解乃至消失。这样，血管里面就没有残留的支架了。

结论

支架放进去以后能用一辈子！不用拿出来！期待可降解支架技术的发展！

• 第四，支架是金属网状结构的，植入血管岂不是让垃圾更容易被勾住吗

崔医师解答

确实，支架作为异物，植入血管后会受到人体自身细胞的"攻击"，比如血小板等。但支架并不会勾住"垃圾"！血管内所谓的"垃圾"，是我们用来形容血管里过剩的、多余的、对血管壁造成损害的物质，比如血脂、血小板、尿酸等，只是一种指代！所以并不存在"勾垃圾"一说。

人体具有很强的修复功能，支架植入以后，血管壁的损伤可以自我修复。当血管的内皮覆盖了支架的表面，在血管里就看不见支架了，支架就变成了血管内部的一种装置了。

结论

支架不会"勾垃圾"，自我修复后，支架逐渐成为血管的一部分。

• 第五，支架植入术后患者要终身服用抗凝血药吗

崔医师解答

接着上个问题。因为支架在血管内的裸露可以引起血小板聚集，容易形成血栓，所以植入支架的人确实需要在服用治疗冠心病药物的基础上，多服用一种抗血小板药（俗称双抗血小板）。但是这种损伤是可以自我修复的，1年以后，内皮修复完整，血栓形成的可能性会大大减少，就不需要再多服用一种抗血小板药了。

结论

一般 1 年以后，血管内皮修复完成后，就不需要再多服用一种抗血小板药了。

注意！注意！注意！不是不需要服用之前所有的药，冠心病患者本该服用的药物还是要继续服用的！

• 第六，心肌梗死跟血栓有关，网络上看到最近发明了一个超级先进的东西，可以把血栓取出来，那为什么还要植入支架呢

崔医师解答

首先要说一说取栓，取栓主要针对的是静脉血栓。心肌梗死所涉及的动脉血栓，是在动脉狭窄的基础上产生的。也就是说先有动脉狭窄，狭窄到一定程度，血小板聚集后形成血栓才可能堵塞血管剩下的空隙。所以仅仅把血栓去除，狭窄仍旧存在，下一次可能还会有血栓，再次造成梗死。所以植入支架不是针对血栓，而是针对血管狭窄，在经过球囊扩张以及支架支撑后，血管恢复通畅的状态。

结论

取栓针对的是静脉血栓。心肌梗死是由动脉狭窄 + 血栓造成的，取栓并不解决根本问题。

• 第七，植入支架术后需要注意什么

崔医师解答

1. 支架植入后的 1 年内，需要服用 2 种抗血小板药物来

避免血栓形成，往往有一定出血的风险。这个时候，一定要严格遵照医嘱来服药，注意活血的药物不能太多，很有可能会加大出血的风险，引起麻烦！不要，也不需要再去吃一些药食同源、活血化瘀的药物！

2. 要注意尽量避免可能引起出血的行为，也要注意修正不良的生活习惯，避免不必要的手术。因为出血或者手术的时候要停药，但是停药以后又可能增加冠状动脉血栓形成的风险，很是矛盾。

比如，如果你本身有胃溃疡，那么粗纤维的食物，比如春笋之类，就要注意节制，不要因为过食而引起胃部出血，让治疗陷入矛盾状态。

再比如，因为暴饮暴食得了胰腺炎；因为吃太多油腻食物，胆囊炎、胆石症发作；或者因为排便习惯不良，造成痔疮加重、出血等，需要手术。

结论

不管以前你的身体状况怎么样，有没有不良的生活习惯，植入支架以后注意起来，有些禁忌证还是好的，让你重新规划你的人生，恢复健康的生活状态！

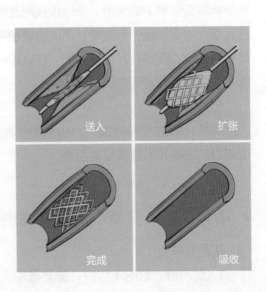

送入

扩张

完成

吸收

真相！
到底哪些人需要植入支架

• 什么人应该植入支架

有人说：影像检查上，血管狭窄 > 70% 就要植入支架。这种观点是片面的，容易造成过度治疗。

• 心肌梗死的患者获益最大

最应该植入支架的是急性心肌梗死的患者，包括发生心肌梗死的人和不稳定型心绞痛患者。

这些患者大多数血管狭窄很严重，有些人的血管已经全部堵住了或者马上就要堵住了，植入支架就像杀开一条血路，打通血管，是挽救生命的最佳手段，可以大大降低死亡率，这类人是最应该植入支架的。

在这类患者中还有一些看上去血管堵塞不那么严重的，但是斑块很不稳定，很容易破裂引起血栓聚集，所以即使血管狭窄 < 70%，也要植入支架。

在真正需要的时候，不要拒绝这项成熟的救命技术！国内外的很多大医院都设立了"胸痛中心"，为需要应用植入支架术的患者开通生命的绿色通道。

- ## 稳定型心绞痛要不要植入支架

　　稳定型心绞痛患者的血管已经狭窄了，因此运动后会出现胸痛，但是一时半会儿也不会发生心肌梗死。

　　《中国经皮冠状动脉介入治疗指南》（2016）中明确指出的适应证如下。

　　1. 患者如果血管狭窄 > 90%，一定要进行植入支架术！

　　2. 如果患者有严重缺血或者心功能不全，即使血管狭窄 < 90%，有以下情况的，也要进行植入支架术！

		以下任意一项
有缺血证据，血流储备分数（FFR）≤ 0.8	+	左主干狭窄 > 50%
		前降支近段狭窄 > 70%
		2 支或 3 支冠状动脉狭窄 > 70% 且心功能受损（左心室射血分数 < 40%）
		大面积的缺血（> 左心室 10%）

　　这时就需要医师对狭窄的情况、缺血的情况和心脏的功能进行评估。

　　需要做以下检查。

　　1. **判断狭窄情况**　CT 冠脉造影 / 冠状动脉造影。

　　2. **判断缺血情况**　心电图运动试验 / 单光子发射计算机体层摄影（SPECT）。

　　3. **了解心脏功能**　心脏超声检查 / 心脏磁共振成像。

　　有条件的话，患者可以做血流储备分数测定（FFR），这些内容在搜索引擎中有介绍。

以上这些情况植入支架，获益远远大于风险，能改善患者的预后及生存率!

如果缺血的情况不是很严重，70% ＜血管狭窄＜ 90%，但是经过药物治疗之后，心绞痛的症状改善欠佳，也可以植入支架。但需要注意的是：这种情况植入支架仅仅是为了改善症状，而不能改善预后、生存率。

2007 年《新英格兰医学杂志》发表了 COURAGE 试验的结果：对稳定性缺血性心脏病患者，比较标准药物治疗和植入支架的效果，结果发现 5 年以后死亡率是一样的，植入支架组早期可以更好地改善症状。也就是对于这一类患者植入支架后死亡率没有下降，但可以改善服用药物效果不好的胸痛症状，改善活动耐量和生活质量。（当然，这项试验当时的器械、支架、技术都不如现在的先进。）

所以如果服用药物可以改善心绞痛，你也可以选择不植入支架，等胸痛症状加重或者发作频繁时再植入。

● 小结

前面提到的这些，都是有心绞痛症状，甚至是症状严重以及危及生命的情况。但凡有确切的狭窄、缺血的证据和适应证，就要植入支架。

● 没有心绞痛，检查出来血管狭窄，要不要植入支架

有缺血、有狭窄、有症状才需要植入支架，如果没有任何

症状，也没有缺血，仅仅是体检查出血管狭窄 70%，你们觉得有没有必要呢？不确定的话参照前面的表格，评估缺血和心功能的情况。

• 植入支架后为什么还要吃那么多药

很多人觉得一旦植入支架就要吃一辈子的抗凝血药，风险会很大。

我们先来看看：已经确诊但没有植入支架的冠心病患者，和植入支架的冠心病患者服用的药物。

未植入支架的冠心病患者	
如果有高血压	□ 抗高血压药
如果有高血糖	□ 降糖药
如果心率快	□ β 受体阻滞剂
必须服用	☑ 降血脂药
必须服用	☑ 抗血小板药

植入支架的冠心病患者	
如果有高血压	□ 抗高血压药
如果有高血糖	□ 降糖药
如果心率快	□ β 受体阻滞剂
必须服用	☑ 降血脂药
必须服用	☑ 抗血小板药 1
	☑ 抗血小板药 2

注：抗血小板药 1 通常是阿司匹林；抗血小板药 2 通常是氯吡格雷 / 替格瑞洛等。

仅仅多了一种药！而且也不需要终身服用，只要在植入支架后 1 年内服用！这是强化抗血小板治疗。

• 为什么需要多服用一种药呢

因为植入支架以后在一段时间内是有风险的！有什么风险？

支架是异物，进入血管会造成内皮损伤，而内皮损伤容易形成血栓。但人体是有自我修复功能的，和所有手术伤口一样，这个损伤是可以修复的。当内皮覆盖支架表面的时候，就不那么容易形成血栓了。

• 服药时间需要多久

以前植入普通支架需要服用 3 个月左右的药物，但是后来发现植入普通支架 1 年后，有 20% 或更多的支架里又有了狭窄，是因为支架刺激了血管平滑肌增生。后来出现了药物支架，就是支架上有可以抑制平滑肌增生的药，这样再狭窄率明显下降，但是抑制平滑肌增生的同时也抑制了内皮的生长，使修复的时间变成了 1 年。因此强化抗血小板治疗需要至少 1 年的时间，来防止内皮损伤形成血栓。对于急性缺血的患者来说，获益是远远大于风险的。

• 小结

对冠心病患者来说，不管是植入支架还是吃药，都要评估获益和风险!

1. 如果已经发生了心肌梗死,植入支架能够挽救生命,那么这些风险是值得担的!

2. 如果确实有缺血的情况,可能在不久的将来出现问题,甚至危及生命,植入支架可以解决这些潜在的问题,那么,这些风险也是值得担的!

3. 如果没有足够的适应证而植入支架,反而造成风险,那是不应该的!

● 总结

支架,不是恶魔,也不是天使。

支架,只是一个工具,这个工具用在该用的人身上,是能救命的。

支架,是科技进步的成果,但它不是万能的,有缺点也不是十恶不赦的。

相信绝大多数医师都是根据指南建议患者选用,也希望过度治疗的情况会越来越少。

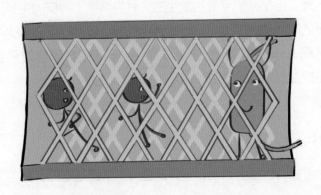

关于人工心脏起搏器的
5 个问题

下面解答一下关于人工心脏起搏器大家比较关心的问题!

• 植入人工心脏起搏器的手术大致是怎样的过程

第一步,医师要找一根血管,通常是锁骨下面的那根静脉血管,通过穿刺的方法在皮肤外和锁骨下的静脉间建立一个通道。

第二步,就是固定电极。如果是装单腔人工心脏起搏器,就通过这个通道把一根电极顺着血管直接放到右心室里固定好;如果是装双腔人工心脏起搏器,就再建立一个通道,然后再放一根电极到右心房。这样,心房和心室都有电极,我们就可以通过电极感受心脏有没有搏动,根据需要发出冲动来刺激心脏,引起收缩。

第三步,连接电脉冲发生器。这 2 根电极本身是不带电的,但把 2 根电极和电脉冲发生器连接起来之后,电极就可以发出电脉冲了。然后在胸大肌表面做一个皮肤囊袋,这可是真的真皮口袋!把电脉冲发生器放到里面缝起来,这样我们就看不到人工心脏起搏器了。

- ## 植入了人工心脏起搏器，人是不是就不会死了

　　经常有患者问我："崔医师，以后我已经老得什么都干不了了，全身的脏器功能都衰竭了，可植入人工心脏起搏器后，我的心脏还在工作，怎么办？"

　　其实人工心脏起搏器只是一个电脉冲信号，如果你的心肌死亡了，就不会对这些电脉冲有应答。也就是说，人工心脏起搏器没法让死亡的心肌搏动。

- ## 植入了人工心脏起搏器，是不是就像机器人一样了

　　现在有很多人害怕植入人工心脏起搏器，因为他／她觉得装个人工心脏起搏器就变得像机器人一样，心脏都被机器控制了，就不是我自己了，生活会受到很大的影响。但其实不是这样的，现在的人工心脏起搏器都是按需起搏。

- ## 什么是按需起搏

　　心脏搏动慢，是心脏"电路"出了问题，要么出现停搏，要么"线路"断了，但往往不会一下子彻底停搏。人工心脏起搏器会在心脏停搏的时候刺激心脏搏动，如果心脏自己能够继续搏动，人工心脏起搏器就不工作，这就是按需起搏。

　　一般人工心脏起搏器的低限频率都设在 60 次 /min，所以心率超过 60 次 /min，就有可能是自己的心率，不是人工心脏

起搏器发出的脉冲了。

所以你的心脏还是自己做主，如果做不了主，那就只能由人工心脏起搏器代劳了。

• 植入了人工心脏起搏器有哪些注意事项

1. 有电磁波干扰怎么办 以前如果有电磁波，人工心脏起搏器的电子元件会受到干扰，影响人工心脏起搏器的工作。但现在的人工心脏起搏器抗干扰能力越来越强，比如患者打电话，左边植入人工心脏起搏器的人右手打，右边植入人工心脏起搏器的左手打，没有任何问题。很多人植入人工心脏起搏器之后很害怕。曾经有位老人，植入人工心脏起搏器后就一直拿一个铁质的月饼盒抱在胸口，他说："我要挡住外来的干扰。"

其实家用电器和一些带磁场／电子的物品，如手机等，除了电磁炉需要离开 > 60cm，其他的只要不漏电都可以使用，安全起见，离开人工心脏起搏器 > 15cm 就可以了。

2. 可以旅行吗 我的一位患者有一次打电话给我，告诉我："崔医师，我去坐过磁悬浮列车啦！人工心脏起搏器在磁悬浮列车里一点问题都没有！"在磁悬浮列车里都没问题，更别说飞机、轮船了，都不会有问题！

因为科技、医学的发展，就是要给人提供便利，而不是因为植入人工心脏起搏器，反而给患者带来诸多的不便。不过，有一个地方是不太方便的，那就是出入境安检处，因为需要经过检测金属的安检门，你要带着"人工心脏起搏器的身份证"，告诉安检的工作人员：我没有带炸弹！我带的是人工心

129

脏起搏器！然后通过人工安检或者走绿色通道的方式出入关。

　　3. **可以做磁共振成像吗**　还有一个不便就是磁共振成像检查，因为一般的人工心脏起搏器是用金属做成的，所以患者不能进行磁共振成像检查，在检查过程中会出现信号干扰以及人工心脏起搏器发热、移位的现象。

　　但是现在有了兼容核磁人工心脏起搏器，就不需要担心了。兼容核磁人工心脏起搏器是什么？这就要说到人工心脏起搏器的特殊功能了，我们后面继续。

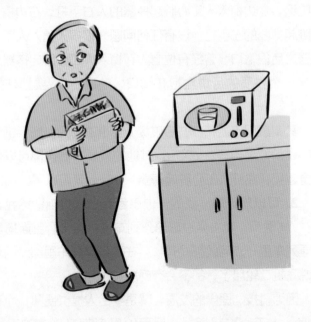

如果人工心脏起搏器是个手机，你希望它有什么功能

• 人工心脏起搏器能治疗哪些患者

经常有患者问我能不能用一句话讲讲人工心脏起搏器到底能治疗哪些疾病，它最主要适用于心率过慢或者心脏停搏的患者，当心脏的泵血已经不能支持身体和脏器的运作时，患者会出现大脑缺血、缺氧，导致眩晕、黑朦、晕厥，甚至猝死。这个时候再不植入人工心脏起搏器可能会有生命危险！

除了有症状的缓慢性心律失常以外，还有哪些患者需要植入人工心脏起搏器？就是还没有出现上述症状，但心脏的电活动很不稳定，马上可能出现上述情况的患者也需要！

常规的人工心脏起搏器能干一件最基础的事儿——监测心率，万一心脏超过一定时间没有搏动，它就发出电脉冲，让心脏恢复有节律的搏动。

• 人工心脏起搏器的其他功能

以前的人工心脏起搏器都是固定频率的，可人在做不同的事情时，心率是不同的，人工心脏起搏器能不能模仿呢？这就是生理性起搏了。

频率应答人工心脏起搏器可以根据人在活动的时候所需要的耗氧量来增加人工心脏起搏器电脉冲的输出频率。这样，就

可以让患者在活动的时候有更快的心率来保证全身的供血和供氧。

比如在患者安静的时候人工心脏起搏器搏动 55～60 次/min，而在上楼梯、跑步、爬山时，人工心脏起搏器会感觉到人在运动，就会多发出一些冲动，让心率能够和身体的运动状况相适应，搏动 70～80 次/min，这样更符合人当时的生理状态。

人工心脏起搏器发展史上的一大突破是什么呢？就是可用于治疗心衰！

心衰是各种心脏病终末期的表现，非常难治疗，有时药物全都用过了，患者的情况也没有任何改变。医学家们发现：如果左心室、右心室收缩不同步的话，心衰就会加重。哪怕左心室、右心室收缩的时间差了几十毫秒，别小看这么一点点时间，都会让整个心脏的收缩不协调，心脏收缩功能就会受损。那是不是可以利用人工心脏起搏器来让左心室、右心室协调起来呢？如果在左心室、右心室都装一个电极，同时起搏，这样不就让两个心室的收缩协调了吗？由此三腔人工心脏起搏器诞生了。三腔指的是右心房、左心室、右心室，在三腔中各放一根电极，并且这 3 根电极发出的电脉冲是有序的，使心脏协调地搏动，来治疗心衰，可以大大改善患者心衰的症状和存活率，这又叫心脏再同步化治疗（CRT）。

• 人工心脏起搏器还有一个了不得的功能

有没有看过电视剧里医师遇到某个人突然倒下，给他/她做闭胸心脏按压（俗称胸外按压）、人工呼吸后，拿出了一个机器，放在患者胸口两侧，按下放电按钮，患者一下子弹了起来，这就是自动体外除颤仪（AED）。遇到需要急救的突发事件时，自动体外除颤仪可以挽救人的生命。

可是如果患者倒在四周无人的地方呢？或者现场没有自动体外除颤仪呢？那人不就会面临死亡的危险了吗？怎么办？

医师会筛选那些有很大概率发生恶性心律失常事件、有很大猝死风险的患者，给他们植入一个特殊的人工心脏起搏器——埋藏式心律转复除颤仪（ICD）。这个人工心脏起搏器里边带有线圈，它可以在人的体内放电，从而起到除颤的作用。而且因为它是直接在心脏里面放电，所以需要的电量要比在体外除颤时小得多。植入了这个装置，就像贴身带着一个除颤仪，走到哪儿都保险了！

而且心脏再同步化治疗（CRT）和埋藏式心律转复除颤仪（ICD）可以联合起来，就叫 CRT-D，既能够治疗心衰，又能够预防严重心衰引起的猝死。

上回说到了植入普通的人工心脏起搏器患者不能做磁共振成像。可是这些患者以老年人居多，他们可能还患有其他疾病，需要进行磁共振成像检查，于是医学家们又研制出了适合磁共振成像检查的人工心脏起搏器。尽量减少人工心脏起搏器里含铁的元件，用那些磁性不强的金属来代替磁性强的金属，减少了金属切割磁力线所产生的热量，使电极不会移位、发烫；并且通过一些特殊的设计，使人工心脏起搏器在强磁场内的电信号不会受到干扰。这就是新型的兼容磁共振成像人工心脏起搏器。

随着科技的发展，现在又有了无导线人工心脏起搏器。我相信在不久的将来，还会有可充电的人工心脏起搏器、用射频能量传递信号代替电极的人工心脏起搏器等新型的人工心脏起搏器。

科技总在不停地发展，目的只有一个：不断地为人类服务，让我们更健康 / 恢复健康，可以更幸福地生活。

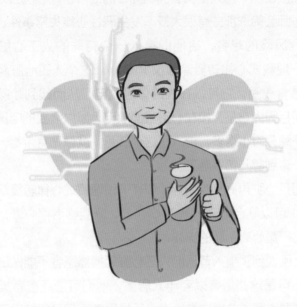

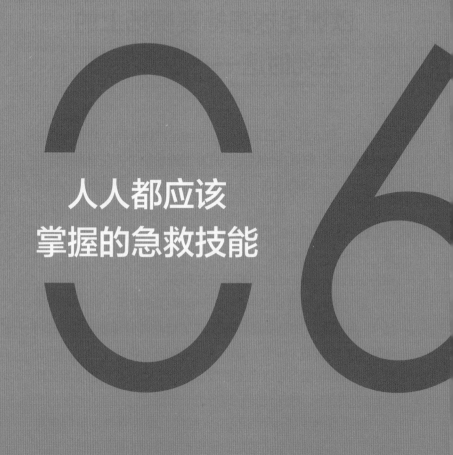

06

人人都应该
掌握的急救技能

欧洲足球锦标赛赛场上的
生死时速——心肺复苏

2021 年 6 月 13 日凌晨，在欧洲足球锦标赛丹麦对阵芬兰的小组赛中，临近中场结束，丹麦国脚埃里克森在没有身体对抗的情况下，突然倒地，失去意识。面对这一突发事件，整个球场都震惊了。

面对突发状况，丹麦队长克亚尔第一时间让裁判暂停比赛，并呼喊队医进场，与此同时，他仔细检查队友的姿势，确保呼吸顺畅，并防止他咬断自己的舌头。

紧接着，克亚尔给队友做了闭胸心脏按压（俗称胸外按压），直至医疗团队到达。在完成了自动体外除颤仪（AED）除颤和心肺复苏（CPR）后，埃里克森逐渐恢复了意识，并且在呼吸机的帮助下可以自主呼吸。然后，他在球员和现场工作人员的保护下，被送往医院进行进一步治疗。

据心脏博士 Josep Brugada 解读，埃里克森很可能患有心律不齐。虽然目前还不知道埃里克森发病的具体原因，但从现场来看，埃里克森这次晕厥很可能就是因为心律不齐导致了阿 - 斯综合征。

阿 - 斯综合征（Adams-Stokes 综合征）即心源性脑缺血综合征，是指突然发作的严重的、致命性、缓慢性或快速性心律失常，心排出量短时间内锐减，产生严重脑缺血、神志丧失和晕厥等症状。

及时而正确的心肺复苏，显然是将埃里克森从死神手里拉回来的关键。今天我们就来讲一讲心肺复苏。

• 心源性猝死常见吗

我国每年有 54 万人发生心源性猝死，相当于每分钟就有 1 人发生心源性猝死，心脏停搏和恶性心律失常还有急性心肌梗死是引起心源性猝死的主要原因。

所有的心脏停搏，70% 发生在家中，院外心脏停搏发生率为（50~55）/10万；定期去医院进行心脏专科的体检非常重要。

心搏骤停 4~6 分钟后，中枢神经系统会发生不可逆损伤。

而这种关键时刻，心肺复苏真的可以救命！

• 心肺复苏的重要性

心肺复苏成功率与开始心肺复苏的时间密切相关。

心搏骤停 1 分钟内实施 CPR——CPR 成功率 > 90%。

心搏骤停 4 分钟内实施 CPR——CPR 成功率约 40%。

心搏骤停 6 分钟内实施 CPR——CPR 成功率约 10%，且侥幸存活者可能已脑死亡。

心搏骤停 10 分钟实施 CPR——CPR 成功率几乎为 0。

所以，当有人突然倒下，目击者（或第一反应人）立即识别并进行高质量的心肺复苏（按压、通气和电除颤）是成功救命的关键。

国际上有《心肺复苏及心血管急救指南》规范与指导心肺复苏，《心肺复苏及心血管急救指南》每 5 年更新一次，每次更新后内容都会有调整。现在的心肺复苏流程，已经优化为 C-A-B。

● **怎么做 CPR**

1. **判断**　患者是否是心搏骤停。

2. **呼叫**　如能确认患者是心搏骤停，需要呼叫救护车，请周围的人打电话叫 120，并告知具体位置。

3. **闭胸心脏按压**　按压患者的心脏，按压部位是胸骨的正中。如为男性，两乳头连线的正中点即为按压部位，做持续按压即可。按压时有深度和速度的要求，每次按压的深度要求为 5 ~ 6cm，按压的速度即持续按压的频率大概是 100 ~ 120 次 /min。

4. **人工呼吸**　完成 30 次闭胸心脏按压后，采用抬头举颏法或双手抬颌法，开放气道，进行人工呼吸 2 次。

持续进行 30：2，高级人工气道开放前，按照按压和通气比为 30：2 的要求进行心肺复苏。

5. **如有条件及时进行 AED 除颤**

尽早实施除颤，单次除颤操作后立即进行 CPR，完成 5 个 30：2 周期的 CPR 后，检查患者是否恢复自主心律及脉搏，进一步评估。

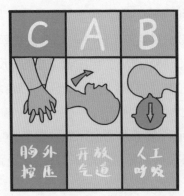

我们仍大量缺乏的
急救神器 AED

现在的人最怕得啥病？肿瘤？心肌梗死？

其实最害怕的是"眼一闭不睁，一辈子就过去了"——猝死。

据国家心血管病中心报告显示，中国心源性猝死人数每年约 54 万，平均每天 1 500 人死于心脏停搏，相当于每分钟就有 1 人猝死，居全球之首。及时除颤是迄今公认的挽救心脏猝死患者最有效的方法。医学研究表明，对心室颤动患者的治疗，在心搏骤停发生 1 分钟内进行电除颤，患者存活率可达 90%；3 分钟内进行，存活率达 70%；每延迟 1 分钟，生存率则下降 7% ~ 10%。在最佳抢救时间的"黄金四分钟"内，对患者进行 AED 除颤和心肺复苏，有很大的概率能够挽救生命。

AED 已多次上了新闻头条，成了急救神器。

• AED 到底是什么

AED（automatic external defibrillation）就是自动体外除颤仪。

AED 是一种轻型的便携式急救设备，它可以通过胸部向心脏传递电脉冲。当患者心脏病发作后心搏骤停时，心肌通常会出现不协调的电活动，我们称之为心室颤动，而此时心脏不能有效地收缩和泵血。AED 能够以放电的方式终止心室颤动。值得注意的是，非医务专业人员可使用 AED，且操作简便，使用者可以快速上手，自动体外除颤仪会自动判读心电图然后决定是否需要电击。全自动的机型只需要施救者给患者贴上电击贴片，除颤仪即可自己判断并产生电击。半自动机型则会提醒施救者按下电击按钮。

• AED 的历史

1. 心室颤动的发现 1775 年，Abildgaard 做实验，他使母鸡心率停止，并通过对母鸡身体施加电脉冲来恢复脉搏，发现只有电击穿过胸腔脉搏才能成功恢复。1849 年，Ludwig 和 Hoffa 首次描述了 Abildgaard 的实验，定义了心室颤动。1900 年，Prevost 和 Battelli 对狗的心室颤动进行了研究。他们发现，弱交流电或直流电冲击产生心室颤动，需要更强的电流来除颤。Wiggers 和 Wegria 扩展了 Prevost 和 Battelli 的工作，认为通过的电流的大小是成功除颤的关键。

2. 除颤仪的发明 除颤仪的研发始于 20 世纪 20 年代，当时来自纽约的爱迪生公司为应对越来越多的电击事故和死亡事件提供资金。1947 年，Beck 等人用专门设计的"内置心脏片"完成了第一次成功的人体心脏除颤，他们使用 2 束 110V、1.5A 的交流电流冲击救活了一个在胸外科手术中心室颤动的 14 岁男孩。1956 年，Zoll 等人用 15A 的交流电流第一次成功进行了体外心脏除颤，这种电流接触胸部 0.15 秒，产生了 710V 的电压。在 1961 年，Alexander、Kleige 和 Lown 首次描述了交流电流用于终止室性心动过速。20 世纪 60 年代早期，Lown 等人的工作证明了直流电流在除颤仪应用的优越性和安全性上优于交流电流。

3. **自动除颤仪的应用** 20 世纪 70 年代早期，Arch Diack、W.Stanley Welborn 和 Robert Rullman 开发了一些雏形 AED，并在波特兰地区测试应用。他们后来成立了心脏复苏协会来推销他们的设备。

1979 年，AED 问世。

1980 年，在英国的布莱顿，心脏急救设备 AED 开始了临床试验。这款设备重仅 12.7 千克，通过经口或经腹和心前区电极片来记录心电图，并传递电击。

4. **"救命"大数据** 在我国，大城市人口心源性猝死抢救成功率不足 3%，平均抢救成功率不足 1%，美国的心源性猝死抢救成功率为 8% ~ 10%，而部分北欧国家高达 30%，导致抢救成功率低的主要原因是我国公共场所配置 AED 不足。

2006 年，AED 进入我国，公共场所开始配置 AED。目前，中国已配备 AED 设备数量估计在 1 万台左右，北京、上海有记录的 AED 将近 2 000 台，大连、杭州、南京、海口、深圳等少数城市的公共场所配有少量 AED。

根据不完全统计：美国每 10 万人配备 317 台 AED；日本每 10 万人配备 235 台 AED；澳大利亚每 10 万人配备 44.5 台 AED；英国每 10 万人配备 25.6 台 AED；德国每 10 万人配备 17.6 台 AED，目前我国每 10 万人配备 AED 不足 1 台。

在美国，政府每年提供 3 000 万美元专项资金用于实施公共除颤计划，急救车 5 分钟内无法到达的公共场所全部依法配备 AED，包括大巴车、飞机等公共交通工具上都有配备。拉斯维加斯的赌场中也配备了 AED 设备。

- **"你会救吗？"**

一项上海针对 12 000 名市民的调查显示，面临突发情况需要急救时：74% 的人选择拨打 120，18.4% 的人选择大声呼救，96.3% 的人完全寄希望于医师。

欧美等发达国家很早就启动公众急救培训计划，推广较为普遍。目前已构建起囊括家庭、学校、公共场所在内的第一目击者施救网络。美国西雅图是最早开展公众心肺复苏培训的城市，医院外心脏停搏抢救成功率远高于美国的国家平均水平。法国的急救培训普及率为其总人口的 40%，德国高达80%，美国每 4 人中就有 1 人接受过急救常识培训。

根据中国红十字会提供的数据，2011—2015 年全国接受红十字会系统救护培训的人员 1 900 万人，我国群众性救护培训的普及率 1.5% 左右。实际上，群众受过急救培训的比例还不到 1%，市民的急救知识与技能相对匮乏，极大限制了院前急救的抢救成功率。

- **"你敢救吗？"**

1997 年，美国国会与美国心脏协会（AHA）共同立法，取消非专业人员不能使用 AED 的法律约束。

1999 年美国食品药品管理局（FDA）认可 AED 由非医务人员使用，其间"好心人法"积极提倡第一目击者进行心肺复苏与使用 AED 挽救心搏骤停受害者生命。美国红十字会将AED 使用纳入心肺复苏培训，以便在突发事件的现场第一目击者能顺利操作 AED 进行高效的急救。

2004 年，美国各州已基本完善了 AED 公共化配置和使用立法工作，实现了全美范围内公共场所的 AED 社会化覆盖。

以前，我国缺乏急救相关法律法规的颁布，AED 一开始仅限于专业医务人员使用。

2017 年前，国内只有杭州、深圳、上海等少数几个城市颁布了地方管理条例，规定现场救护的行为不承担法律责任。2017 年 3 月 15 日，第十二届全国人民代表大会第五次会议通过了《中华人民共和国民法总则》，其中第一百八十四条规定：因自愿实施救助行为造成的受助人损害的，救助人不承担民事责任。条款几经修改，最终不再区分救助人是否有重大过失，只要见义勇为一律不担责。这一善意救助者责任豁免规则，被称作"好人法"。

● 总结

要想推广救命神器 AED，既要配置足够数量的 AED，又要及时普及相关急救知识和培训，让更多的人会用 AED。而相关法律法规的推进，则需要政府的重视与推动，让见义勇为者"敢于急救"！

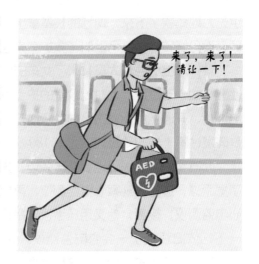

阵发性室上性心动过速
患者如何自救

做医师的最初几年，我经常会去各科轮转。在急诊科轮转时，有一天我刚吃完晚饭，救护车送来了一位 20 多岁的女孩，旁边跟着她的男朋友，确切说是穿着正式、手捧玫瑰的未婚夫。

女孩的主诉很简单，胸闷、心慌半小时，我们开始询问她发作时正在做什么？诱因是啥？女孩很难受，示意男朋友回答。男孩儿焦急却又不太好意思地告诉我们，当时他正在亲朋好友们的见证下向女孩儿求婚，问出"你愿不愿意嫁给我？"

之后女孩一直在哭也不说话，慢慢地就摁着胸口，表情很不舒服，说自己胸口很闷、心很慌，感觉心脏要跳出来了，人也无力地瘫软了下来，现场的长辈拿出了保心丸给女孩含了几颗，没见好转，于是马上叫了救护车来医院了。

救护车上的急救人员拿来了女孩的心电图，很明显的阵发性室上性心动过速。此时抢救室的护士也已经给女孩接上了心电监测、开通了静脉通路、抽完了血，心电监测仪上依旧显示是阵发性室上性心动过速，心率 180 次 /min。

此时我的上级医师走到女孩旁边，先是让她闭上眼睛，摁了摁眼球，边摁边观察心电监测仪；再摁了颈部，边摁边观察心电监测仪；接着，他又用压舌板像是检查女孩咽喉一样压了一下，依旧观察了一会心电监测仪，最后让女孩坐起来、吸气、屏气、躺下去、抬腿，这样操作了一遍，再观察了一会心电监测仪。经过此番操作，女孩的心率下降到了 85 次 /min。

抢救室的护士本来已经准备好针筒抽取抗心律失常药了，现在看来这静脉通路用不着了。为了安全起见，还是让女孩再留观监护了一会，等到血液检查报告出来，心肌酶、肝肾功能、电解质、甲状腺功能等都没有异常，其间也没再发作过阵发性室上性心动过速，就让"小两口"回家了。

当然回家前，上级医师对这位患者做了些健康宣教，于我而言也算是一次小讲课了。有过阵发性室上性心动过速就诊经历的患者都知道，通过急诊室医师的几个简单动作，有些阵发性室上性心动过速就可以终止，就像我前面说的这个女孩一样。其实终止阵发性室上性心动过速的手法并不神秘，主要是一些刺激迷走神经的方法，通过学习，大家都可以自救。

• 阵发性室上性心动过速是啥

阵发性室上性心动过速（简称室上速）是一种常见的心动过速，不同性别与年龄的人均可发生，可发生于无器质性心脏病患者。这种心律表现为突然发生，突然停止，发作时心率整齐规律，心率多在 150 ～ 250 次 /min。

心电图连续 3 次以上室上性期前收缩称为阵发性室上性心动过速，包括房性心动过速和交界区性心动过速，有时两者在心电图上难以鉴别，则统称为阵发性室上性心动过速。

发作时的主要症状是心慌、胸闷、焦虑不安、头晕，严重时可出现晕厥、心绞痛甚至休克。

阵发性室上性心动过速是一种心脏电路的异常传导状态，从发病原理上讲，阵发性室上性心动过速完全不同于冠心病、心肌梗死等，所以阵发性室上性心动过速发作时患者使用硝酸甘油、速效救心丸是无效的。

• 阵发性室上性心动过速发作时如何开展自救

1. "我悄悄地摁了你的眼睛"

方法：固定头部，眼睛向下看，让你的家人朋友将单侧手掌放在你的前额部，用拇指指腹按压巩膜上方的上眼睑。

优缺点：眼球在受压或眼肌牵拉时受机械性刺激，引起迷走神经过度兴奋，心率变慢，称为眼心反射。但是患者自身最好不要操作，请身边人操作时记住一定不要同时按压双眼，一定不要用力过猛，以免造成视网膜脱落。

2. "冷冷的冰雨在脸上胡乱地拍"

方法：将面部浸润于装有冰水或冷水的脸盆中数分钟。

优缺点：冰水接触面部可刺激人体迷走神经，达到减慢心率的作用，理论上可以终止阵发性室上性心动过速。但是大部分家庭不一定会常备冰块，所以此法操作性不强，即使可操作，很多人面部浸浴憋气后缺氧紧张也会使所有努力前功尽弃。类似做法是用冰毛巾敷面，似乎更靠谱一些。

3. "左三圈右三圈，摸摸脖子，摸摸脖子"

方法：颈动脉窦位于下颌角下方，颈部外侧的中部，相当于喉结上缘水平，在颈动脉搏动最明显的地方。先用一只手确定一侧颈部动脉搏动处，再用示指、中指指尖向内后方按摩，按摩要用力，他人按摩往往比自己按摩效果更明显。先按摩右侧颈动脉窦5～10秒，无效再按摩左颈动脉窦5～10秒。注意！一定不能双侧同时按摩，容易出现血压骤降、心搏骤停、脑缺血等反应。

优缺点：医学上按摩颈动脉窦是刺激人体的迷走神经，通过神经反射终止阵发性室上性心动过速。据说这个按摩方法可以使 75% 的人心率减慢，但是用来终止阵发性室上性心动过速并不是很奏效。此法操作不难但易出现失误，所以这个方法现在已经很少使用了。

4. 刺激咽部反射

方法：使用压舌板、筷子、牙刷等干净物品刺激咽喉，类似于催吐的过程。

优缺点：有时催吐过了头，真的发生了呕吐，一是比较难堪，二是呕吐物误吸进呼吸道很危险。但这个方法同样简单易行，可操作性比较强，没有更好的方法时不妨也尝试一下。

5. 瓦尔萨尔瓦动作（Valsalva maneuver）

方法：深吸气后屏住气，用力做呼气动作 10～15 秒，就像便秘时用力排便那样。

优缺点：意大利解剖学家 Antonio Maria Valsalva 发明了这个动作，瓦尔萨尔瓦动作也叫闭口呼气动作，先深吸气后紧闭声门，再用力做呼气动作，呼气时对抗紧闭的会厌，通过增加胸膜腔内压来影响血液循环和自主神经功能状态，进而终止阵发性室上性心动过速。但通过临床调查，只有 5%～20% 的阵发性室上性心动过速患者可以通过瓦尔萨尔瓦动作终止发作。由此可见，这个方法的效果和它高大上的名字有些不匹配。

6. 改良版瓦尔萨尔瓦动作

方法：坐直或者半躺，吹气 15 秒、压力 40mmHg（呼气压力在家难以测量，急诊医师往往会给患者一个 10ml 注射器让患者用力吹），另一人立即帮助其抬起双腿。

优缺点：2015 年发表在顶级医学杂志《柳叶刀》上的一篇文章指出，改良的瓦尔萨尔瓦动作比传统的瓦尔萨尔瓦动作更容易终止阵发性室上性心动过速，成功率可以达到 43%。相对于传统的瓦尔萨尔瓦动作，通过简单的抬高双腿的姿势，促进血液回流，这一方法操作并不复杂，患者躺下后抬起双腿。该方法目前已经是急诊科转复阵发性室上性心动过速的一线方法。

今天主要向大家介绍了 6 种迷走神经刺激法，阵发性室上性心动过速发作时可采用以上方法，但因按压眼球及颈动脉窦风险相对较高，若非迫不得已，尽量避免采用。

如果患者存在基础心脏病或无法耐受过快的心率，上述迷走神经刺激法无效时应及时送往医院，应用抗心律失常药复律或进行电转复。若阵发性室上性心动过速反复发作明显影响正常的工作与生活，可以尝试射频消融术，国内外报道阵发性室上性心动过速射频消融术成功率在90%～95%。由于是微创手术，从儿童到老人，都可以接受。

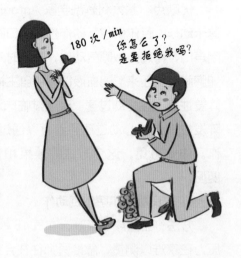

所以，遇到阵发性室上性心动过速，院前先尝试自救，不成功立即来医院，主治医师会帮您用最适合的治疗方案缓解不适。

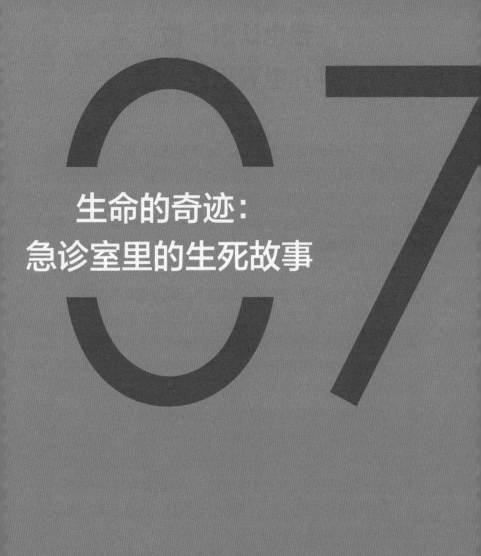

生命的奇迹：
急诊室里的生死故事

我也认识一位
平凡世界里的少平

　　我一共认识两位"少平"，一位是书中的人物——《平凡的世界》里的孙少平，另一位就是我的老患者。说到我的患者少平，他的脸总是红红的，那张脸不知是胖还是肿，但看上去有点憨憨的。少平当时是我们科的老患者，他因房颤引发了脑梗死，右侧肢体活动不太利索，又有高血压、心脏扩大，加上心衰睡不平，印象中的他总是坐在床沿，病情也是反反复复，几乎每个月都要来住院，常常是刚出院一周就又住院了。

　　他以前并不是我负责的患者，只是在交班的时候经常听到这个名字，我偶尔也会在走廊上遇到阿姨搀扶着他走走。

　　记得有一次我值夜班，晚上他突发急性左心衰，经过紧急处理救了回来。那个夜班以后过了几天，我又在走廊里碰到他，他拦住我，用不太利索的语言（脑卒中后遗口齿不利）对我说："崔医师，我想住到你的床位上。"我说："你现在不是挺好吗？"他说："不好，我老是犯病，陪护的阿姨跟我说，一定要住到你的床上才能治好。"当时走廊里还有其他人，我有点尴尬，只能说："那等你这次好了以后出院，再来看我门诊。"他说："好的！"

　　出院以后一周他就来看我门诊了，他说他晚上又睡不平了，我说："你还是住院吧。"

　　他进了病房以后，我仔细地询问病史，并且进行体格检查，我发现他的腿和他的脸一样，也是胀胀的，看上去也不是很粗、很肿，但捏上去的那股韧劲让我知道，其实他体内还有很多的水，而每次他住院的时候用利尿药治疗，医师看到腿差不多不肿了就停了。我让他躺下，在他剑突下一摸，一个肿大的肝脏，摁压这个肿大的肝脏，马上可以在脖子上看到突出的颈静脉，医学上称为肝-颈静脉回流征。我知道他为什么每次出院不久要回来了，因为医师从他的外貌判断他已经不肿了，其实他的内脏里面还藏了很多的水，所以我决定给他加大利尿药的剂量和使用的时间。几天过后，他的脸小了一圈，腿也瘦了一圈，开始呈现出皱纹。我和他开玩笑："年纪大一点有皱纹才显得真实！"这次，他的肝-颈静脉回流征呈现阴性，睡觉时也可以彻底躺平了，腿也显得很细。

其实心衰的患者，还有脑卒中后遗症的患者，由于经常不运动，肌肉是会萎缩的，所以看上去像常人一样粗细的腿，里面往往藏了很多的水，而等到水分沥干，腿看上去会挺细的。他说："崔医师，我从来没感觉这么轻松过，那个护工阿姨没有骗我，真的是找到你才能治好。"其实我心里想，很多事情就怕认真，他从肿的状态恢复到正常人的状态，大多数人都认为他已经不肿了，但是你仔细探究一下，像他这么长时间的心衰，身体的肌肉已经萎缩，他只有呈现瘦的状态，才是正常的状态。

这一次出院以后，他有好几个月没来住院，再来的时候，这张脸又变成圆圆的了，我问他："你怎么又把自己吃肿了？"

他说："崔医师，我就是渴了以后忍不住喝水，这次就是喝水喝多了，我觉得自己又肿了，比以前好一点，我又来找你了。"心衰患者的体液管理确实是有点难，因为人的饥渴中枢，当人体失水超过 2%，就可能会出现饥渴的症状。

对于正常人来说，体重的 8% 是血容量，也就是说，一个体重 50kg 的正常人，应该有 4 000ml 血液。可是对于一个衰竭的心脏来说，正常的血容量它是不堪重负的，只有稍低的血容量才会让衰竭的心脏感到轻松一点。而当血容量比较低的时候，身体又会出现饥渴反射，让你去喝水，而当你因为口渴补足了血容量的时候，你的心脏又受不了了。

所以，心衰的患者在控制病情的时候，往往先需要过容量关和口渴关。当然时间一长，人体会有调节反射，就像南方的人，如果突然到了大漠戈壁，随着喝水的减少，身体也自动地减少出汗和排尿，所以人体是一个非常强大的代偿系统，可是对于一个心衰的患者来说，怎么让他度过这一关？

这时候少平的一句话提醒了我，他说："崔医师，我其实有时候不光是渴，我还觉得嘴巴里烧得慌，特别热！"我说："特别热？把舌头伸出来看一下。"这已不是心衰早期的阳虚胖胖的舌头，已经开始转红了，也就是到了另一个比较难治的阶段——阴阳两虚，这时，我们往往同时应用养阴药和温阳药。

但这种口渴、烧的感觉会让他更加忍不住想喝水，我突然又想到了一个物理学的知识，等量的水，如果变成冰的话，它的体积远大于水。于是我脱口而出："那你以后嘴巴干的时候，就吃冰棍吧！"他疑惑地看着我："吃冰棍？医师不让我吃冰的呀！"我说："没事，我让你吃，你以后觉得口渴的时候，你就拿一个最简单的冰棍儿，慢慢地嗦。"他开心地说："我其实很想吃，我每次都想吃冰棍！"我又对他说："我没有让你吃其他的冷饮哦，只是冰棍儿！"其实我让他吃冰棍的原理是，制作一根冰棍所需要的水可能他一口就喝没了，可是这个冰棍儿可以舔好久，舔的时间长了就缓解了他口渴的反射，也缓解了口中发烧的感觉，最关键的是，他吃冰棍的过程，其实摄入的总的水量并不多。然后少平就欢天喜地回家吃冰棍去了。

从此以后，他的容量管理就再也没有超过标，有时候他来住院，还跟病友介绍，告诉病友口渴的时候怎么办？有崔医师让他吃冰棍的这么一个方法。

不知不觉时间又过去了将近 10 年，有一次我的门诊来了位年轻人，我一看是少平的儿子，他跟我说："这两天爸爸觉得自己不好了，把我叫到身前，跟我交代后事，我让他赶紧来住院找您，他说他已经靠着曙光医院多活了 10 年了，这次他感觉到好像有点不对，所以要把事情和我说清楚。"少平是这么说的："我乡下还有一套房子，想把它转到你的名下，我死了以后，办理手续肯定很麻烦，所以趁我还没死，你去办个手续。"

我说："那你快去转呀！"少平儿子说："如果我去乡下，爸爸就没有人照顾了，所以我想让他再住进来，他住在你这我放心，然后我就去乡下。"我说："可以啊。"

少平住了进来，脸还是红红的、圆圆的，他话本来就不多，这次去查房的时候，跟我说了很多："我觉得自己体力大不如前了，不过也没什么遗憾了。"我说："你这次情况还行！"他说："我就是要趁自己还没有完全不行的时候，要把所有的事情都办好。"他这次住院的时候，我看他儿子进进出出、来来去去，最后终于把所有的手续都办完了，这也是他最后一次入院，后来少平再也没有来过，再后来他的儿子来门诊告诉我他爸爸去世的消息。

我有一些老患者是我亲手送走的，也有一些老患者是趁着我不在医院的时候，"偷偷地溜走的"，也有一些似乎是能预知自己的生死，最后不愿意来医院，在家安详地过世的。

其实每个人都是怕死的，怎么样才能够修炼到不畏惧死亡，预知自己的生死，并且去坦然面对，我觉得这是一种境界。我虽然给他们治病，但我觉得这些老患者在生死方面的境界却比我高很多。

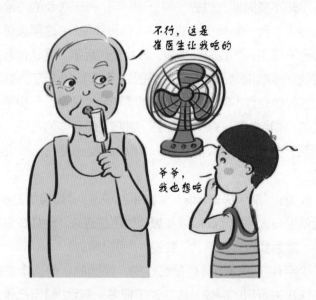

听到呼噜声，
我给患者除颤了

我曾写过 2 篇关于心肌梗死和急救的文章，我一直呼吁在上海乃至全国更多的地方安置 AED（自动体外除颤仪），因为在需要急救的时候，AED 确实能救人。其实在医院里，我们也经常会用到除颤仪，把患者从死亡线上拉回来。

下面我将和大家一起分享用除颤仪抢救患者的"生与死"的故事。

几年前的一个晚上，已经到了午夜时分，我在值班室里，急诊突然来了个电话说有个心肌梗死的患者，让我赶紧去看一下。那时候还没有胸痛中心，而且由于城市的空心化，我们这几个处于市中心的医院，晚上的急诊还不是很多，和我最初做医师的时候没法比，所以医院的导管室一直处于装修、待开门的状态。于是我想：如果来的是心肌梗死的患者，需要再灌注治疗该怎么办？是溶栓？还是就近转到其他医院？毕竟在上海的午夜，半小时的车程可以送到绝大多数的大医院。

这么想着，我已经来到了急诊室，患者是一位 50 多岁的男性，胸痛了 1 小时，自己从家里走过来的（他家就在医院附近），平时 10 分钟的路程，那天他却走了半个小时。他来的时候胸痛非常剧烈，但那天急诊患者很多，只能在走廊里给他安置一个床位躺着，他一边痛苦地呻吟，一边等待医师的到来。我记得当时没看到他爱人，可能去付费了。

我看了看心电图，的确是一个前壁心肌梗死，于是我把急诊医师拉到一边，跟他说："看来得找个最近的医院把他送过去，毕竟患者发病时间还比较短，做介入可以得到更好的治疗，一会儿等家里人来了就一起谈一下。"

我扭头正在写会诊单的时候，后面突然传来一阵很强的呼噜声，我寻思过来的时候没见着谁在走廊里睡觉啊！不好！一定是那个患者出事了！我赶紧转头一看，这位患者已经全身抽搐了。心电监测仪显示室颤，我马上冲过去就给他进行心肺复苏，同时叫护士赶紧把除颤仪推过来。闭胸心脏按压按了几下后，除颤仪就到手边了，解开患者的衣服立马进行除颤，可以看到监护仪上的心律从室颤转回到了正常心律。

这时候，患者苏醒了过来，像装了弹簧一样从床上"噌"地一下跳了起来，挥起拳头就朝着我们打来。我知道这位患者神智刚刚恢复，还不是很清醒，赶紧和护士一起把他摁住了，告诉他："刚才你的情况很危险，但现在已经暂时脱离危险了！你听到了吗？"

他的眼睛充满惊恐，环顾着四周，逐渐平静下来。

我回头看了一下监护仪，心电图有了新的变化，赶紧让护士再去做个心电图，和前面的心电图一比较，发现之前抬高的ST段明显有了回落。所以我判断这位患者冠状动脉里的血栓可能"自行溶栓"了，血管再灌注后出现了恶性的心律失常——室速、室颤，引起心脏停搏。而心脏停搏后，人的舌根会后坠，就会发出类似打呼噜的声音。

而我就是凭借呼噜声，意识到这位患者出现了危险。还好，他就在眼前，就在急诊室里，只要立马进行除颤，就能把命救回来。这位患者太幸运了！我也为自己思维的敏捷和动作的迅速感到有些"自得"。

接着，我们就把正在拉着老公哭泣的妻子叫来，告诉她现在最好的办法是做介入治疗，他的病情虽然已经有了部分好转，但还是需要进一步开通血管。救护车已经帮他叫了，等救护车来了之后，就找一个最近的医院送过去，因为我院现在没有条件给他进行介入治疗。患者的妻子已经吓得六神无主，只是点头、哭泣。我叫护士把该用的药全部用上后，救护车也来了，顺利地就近转运。

这件事，本来只是平常值班时经常会碰到的事情之一，我也就渐渐遗忘了。巧的是，有一次我在医院附近的店铺，想买瓶水，收银员正是那位患者的妻子。她也看到了我，愣了一下，做出一个迄今让我无法理解的行为。

她既没有跟我打招呼，也没有向我表示感谢（我以为她会感谢我），她退到一边，拉着她的同事，掩着嘴，偷偷指着我说："哎！你看！这就是那天晚上救了我丈夫的那个医师。"距离太近，以至于这个悄悄话也让我听到了。

那时我非常尴尬，不知道应该说些什么？她是在表示感谢吗？她是向她同事介绍一位救她丈夫性命的医师，为什么要用这样的方式呢？后来我付了钱，转身离开了。

我心里一下有了很多的感慨，现在有很多的医患矛盾，我们经常说是由于医师和患者、家属之间沟通不良，或者总有一些做得不令人满意的地方，也许是治疗的经过，或者是态度不够好等。舆论上总是说医院或者医师有不好的一面，而患者或者家属，常常不能理解医师。所以，当遇到病情比较急的情况，就更可能产生情绪来责怪。但在这件事情上，从始至终，我都是在第一时间做了准确的判断，履行了一个医师应尽的职责。可是为什么会得到这样的反馈呢？

当然，这件事情已经过去好几年了。在纪录片《急诊室故事》以及另外一部《人间世》播出后，大家对医师的工作状态和医师的工作精神有了更多的了解。我想如果我现在再碰到类似情况，她可能会握着我的手，起码对我笑笑，轻轻地说一声："谢谢！"

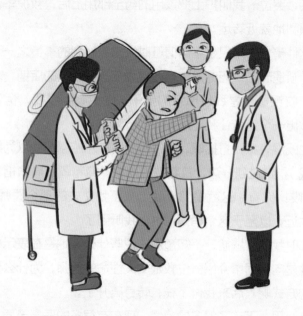

"电"不回来的阿宝

对心内科医师来说，电视剧中令人惊心动魄的抢救场景往往是他们的工作常态。对我而言，要说职业生涯里印象最深刻的抢救，那肯定要提起一个名字——阿宝。

那是 2003 年发生的事情了，阿宝因为患有心肌梗死加心室壁瘤，经常会发生室性心动过速（简称室速），每次室速发作就会去急诊，一来二去阿宝也成了急诊和我们心内科的老患者。他的室速情况不复杂，心率也不快，经常电复律以后留观几天就出院了。

有一天，我们突然接到急诊请心内科会诊，因为我在查房，所以就让同事去了急诊。谁知过了一会儿，电梯口传来了一阵阵惨叫，紧接着一位患者被推进了冠心病监护病房（CCU）。

我赶去一看，这位大声呼痛的患者正是阿宝。在他旁边，一位医师手里端着除颤仪紧跟在边上，眼睛盯着监护仪上的心电波形，嘴里还在不停地交接病史。

原来这次阿宝的心律失常有些不一样，虽然在急诊已经进行了几次电复律，但室速还是反复发作；又因为情急之下第一次给阿宝做电复律没来得及使用镇静药，他痛到哇哇大叫。

就在这时阿宝的室速再一次发作，我们赶紧用上镇静药。阿宝神志没有丧失，还在哇哇大叫呢。"接电极！""同步电复律！""啪——"

又一次后电复律，阿宝的心律恢复了。

可事情远没有结束，接下来的一天中，阿宝的室速一直反复发作，除颤仪的电击声也经常在阿宝的床边响起，所有能想到抗心律失常药——胺碘酮、利多卡因都已经用过、用足、用完了，甚至是通常慎用的普罗帕酮。但是阿宝的室速仍然在反复发作。到我下班时，加上在急诊，阿宝已经经历了40多次电复律。

第二天上班，我走进CCU，发现阿宝已经插管了，原来昨晚发作时，值班医师一时迟疑没有选择同步除颤，结果阿宝就突发室颤、心脏停搏。紧急插管、抢救，阿宝终于苏醒了。可阿宝一醒来，室速又发作了，我赶紧用咪达唑仑镇静，过了好一会儿，阿宝的心律又恢复正常了，我在监护仪屏幕前陷入深思，阿宝今晚能挨得过去吗？

过了一会儿，阿宝的室速再次发作，我用了硫酸镁等不常用的药，用药后阿宝的情况暂时稳定了，可1个小时之后室速再次发作，再次进行电复律……

"室速多次发作一定会有规律！"于是我把监护记录全调出来，仔细地看一次又一次室速发作时的心电图。然后发现用了硫酸镁的这一次维持的时间较长，而且心率也很慢。

"会不会心率增快是发作的诱因呢？"我再仔细一看，发现每当阿宝的心率大于70次/min时，就会引发室速，从睡眠到觉醒，也会发作。

"莫不是交感神经兴奋引起的？"那应该使用一些β受体阻滞剂，可当时医院里的β受体阻滞剂都是口服的，那患者插着管怎么用呢？

就在这时，阿宝室速又一次发作，抢救回来后，家属要求见我。

"我们决定放弃了……""除颤了这么多次，阿宝太痛苦了，再发作就不要抢救了，我们签字放弃……"

我沉默地看着哭泣的家属，或许是家属的这个决定让我放下了心里的包袱，我做了一个决定。一个如果放到今天不知道还有没有勇气做出的决定——使用酒石酸美托洛尔注射液（倍他乐克）！

我对家属说："还有最后一个机会，有个药可能可以救他，只是我们医院暂时没有，药房也没有卖，况且是晚上了，你们要是同意，我可以试试看让药厂送过来。"

家属说，他们同意用，即使出了问题也不怪我。

我拿起电话，不久，3 盒共 9 支倍他乐克针剂送了过来。

当阿宝的室速又发作时，我们按下放电按钮，早就贴在他身上的除颤电极放电，心律转复。

"就现在！倍他乐克 1mg/min！"微泵把药液推进了阿宝的身体内，阿宝的心率逐渐慢了下来，心电监测上波形显得非常平静，连个早搏都没有。

我守在监护仪旁边看了 2 小时，室速没有再发作，到这时一共已经除颤 53 次了，我回头看了一眼，跟我值班的实习医师一脸的兴奋。

我哈哈一笑，跟他说："你今天就不要睡了，心率要是快要超过 70 次 /min，就再推一针，我去睡了。"说完我活动活动肩膀，走出了 CCU，脚步也轻快不少。

一夜无殊，第二天一早，我走进 CCU，看了一眼疲惫不堪的学生，他说："老师，我又推了一次药，室速一次也没发作过，就是睡醒了也没有发作。"

终于，我心里的一块石头落了地，我知道这次我成功地把阿宝从死神身边拉回来了。

这天，阿宝拔了管，开始口服倍他乐克。

之后，阿宝以胺碘酮加倍他乐克的方案维持了数年。

后来，阿宝得了帕金森病。

再后来，阿宝因肺部感染去世，不是因为心血管疾病。

之后我查了文献，这种情况是因为心肌梗死后心室壁瘤与正常心肌之间有交感神经增生，由交感兴奋引起的。数年之后，学界有了电风暴这个名词，针对性的药物就是倍他乐克。

再后来，倍他乐克针剂因为无人使用而退出市场，毕竟世上只有一个阿宝。

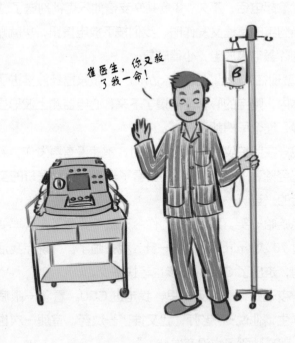

抢救风湿性心脏病的黄奶奶

黄奶奶是我们科室的老患者，最开始是在我师爷那里就诊，她得的是风湿性心脏病、二尖瓣狭窄。

这种疾病在过去很长一段时间里是我国常见的一种心脏病，主要是在儿童时期由于链球菌反复感染，链球菌结构中又包含一些跟人体相近的抗原物质，引起了免疫反应，导致心脏的瓣膜出了问题。

而心脏瓣膜我在"这份'心脏说明书'请收好！"一文中说了，那是心脏的门。心脏里有很多单向的阀门，二尖瓣是心房通往心室的那个阀门，二尖瓣狭窄会导致心房的血不容易泵到心室，血液就会在心房里蓄积，以至于肺里面经过气体交换的血液回不到左心房，所以会出现心衰。

现如今很多人会说这个病做个手术就好了，确实，如今二尖瓣狭窄有很多的处理方法，包括球囊扩张，包括心脏瓣膜置换术。但是在以前，往往要等到心功能Ⅳ级，也就是患者实在是扛不过去了，才会选择手术，因为以前的手术成功率低、死亡率很高。

黄奶奶当年还是"小黄"的时候，就在我的师爷——国医泰斗张伯舆先生那边就诊，后来到我的老师蒋梅先教授那里继续门诊随访，一直维持着她的治疗。可是到了我这儿的时候，她已经开始频繁地出现心衰了，但是劝她去做心脏瓣膜置换术，她总说："年纪这么大了，死了也不遗憾了。"就不肯去做手术。每次入院都有胸闷、气短的症状，我晚上值班的时候经常会碰到她因心衰而抢救。

"黄奶奶又咯粉红色泡沫痰了""血压 180/100mmHg、心率 120 次 /min……""端坐呼吸、大汗淋漓……"赶紧给吗啡镇静，酚妥拉明、硝普钠扩张血管，呋塞米利尿……我记得那时有一些进修医师和实习医师碰到黄奶奶的抢救，就会很热烈地讨论一晚，因为她发病时的症状实在是太典型了。

这不禁让我想起霍达小说《穆斯林的葬礼》，也许霍达为了描述这种病情，看到过身边的人，或者专门去书上查过这个病的表现。所以当学医的我看到他描述的急性左心衰的症状时，也和这些学生们一样，又兴奋又熟悉。

虽然黄奶奶的病情有时会加重，不仅仅是咯吐粉红色泡沫痰，严重时会咯血，但还好每一次都有惊无险。

直到有一次，她的心衰又发作，进行常规的扩张血管、利尿处理后，黄奶奶的血压一点点地降下来了，心率也慢慢地恢复到正常，气短也慢慢地平复了。没想到黄奶奶突然一下子晕了过去，监护仪上显示室速，而且是 QRS 波忽上忽下，我赶紧准备电复律，把黄奶奶抢救回来了。此时黄奶奶心率只有 60 次 /min，还好没有早搏，这种室速称为尖端扭转型室性心动过速。这是一种恶性程度很高的室速，与阿宝的室速不一样，阿宝在室速发作的时候神智还是清醒的，可以给我们很多的时间去抢救，而黄奶奶的室速一发作人马上晕厥，抢救不及时肯定是有生命危险的，还好她当时在监护室里。

突然，黄奶奶又一次室速发作了，心电图的波形像条蛇，蛇头忽上忽下地扭动着，我赶紧准备除颤，黄奶奶是抢救回来了，但她又出现了气短，而且非常惊恐，我赶紧给予吗啡镇静，想想尖端扭转型室性心动过速的标准治疗应该是硫酸镁推注，可这次和阿宝那次似乎不一样。阿宝的室速发作是心率快的时候，硫酸镁可以减缓心率，中止室速，可是黄奶奶心率不快呀，还有点慢，会不会是心率慢引起的呢？

那时候黄奶奶室速已经发作 5 次了，我赶紧叫护士，准备异丙肾上腺素，护士睁大眼睛看着我："崔医师，你确定是异丙肾上腺素吗？"护士的心里可能在想：异丙肾上腺素是提高心率、提高心脏兴奋性的，现在患者是室速发作，还敢用？

我说："是啊，没时间跟你解释了，赶紧去。"

随着补液一滴一滴地滴进去，黄奶奶的心率一点点地提高，调整滴速，心率慢慢地稳定在 70～80 次 /min，室速也没有再发作。

学生们问我："崔老师，为什么这个人要用异丙肾上腺素？"我说："尖端扭转型室性心动过速往往是由 R 在 T 上（R-on-T）的心电现象引起的，就是一个早搏的 R 波落在了正常心率周期的 T 波上，就会引起尖端扭转型室性心动过速。而这位患者的心率太缓慢，50～60 次 /min，就会引起 QT 间期的延长，而延长的 T 波更容易让早搏落在上面，当我用药物加快了她的心率以后，QT 间期缩短，早搏就不容易落在 T 波上面。虽然异丙肾上腺素可以加快心率、提高心脏的兴奋性，普通患者要是用这个药反而会引起室性早搏，但在这位患者出现的情况下用这个药就会减少室速。"

异丙肾上腺素维持过夜，黄奶奶同意手术了，第二天我赶紧找心外科医师，这次经历让她下定决心接受心脏瓣膜置换术。手术后，黄奶奶的生存期延长了几年，最后因胰腺癌去世。

心律失常是心内科最变化多端、最诡异莫测的一类疾病，但是如果用心，总可以找到一些蛛丝马迹，用一些常规想法看起来不对路的药物获得奇效。

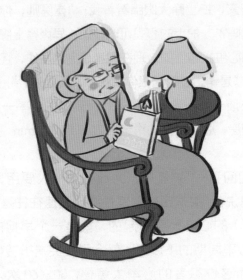

误打误撞的腹泻

在我从一个小医师成长为主任医师的这么多年里，碰到了很多奇怪的病例，当时觉得运气满满，但是回头仔细想来，却对职业生涯的成长有了很大的帮助。

这里就来分享两则当时觉得"误打误撞"的病例。

第一位是房间隔缺损的患者，有很严重的肺动脉高压，X线片上右下肺动脉鼓成了一个团。

患者来的时候气短、胸闷、水肿，心衰很严重，所以应用了大量的利尿药，但效果一直不佳，小便出来的很少，坐在那里喘息不止，躺也躺不下去。这个时候，患者又因为长期大量使用利尿药而出现了痛风，那怎么办呢？我们就加用了秋水仙碱去降尿酸，让他隔2个小时吃2粒，连吃3次，一共6粒。

秋水仙碱是一种降尿酸的常用药物，但是它有一个副作用，就是有的时候会出现腹泻的症状。

那天早晨我刚到科室，前一天的值班医师就把我拽到一边去，说让我做好患者跟我急眼的心理准备，我忙问发生了什么事，他说："就是那个用了秋水仙碱的患者啊，昨天一晚上拉肚子拉得昏天黑地的，估计今天要跟你急眼了！"

话刚说完，还没等到去查房，这位患者就找到了办公室来，见到我开口就是："崔医师，你终于来上班了！"

我心中一紧，已经做好了接下来就是一顿数落的准备，谁知道他接下来的一句居然是："我是来感谢你的！你给我开的药吃得我拉了一宿的肚子，给我把水都拉出去了！你看，我现在消肿了！人也不喘了！我都能下地亲自来和你说谢谢了呢！"

我这才反应过来，这位昨天还在病床上喘息不得平卧的患者，现在居然可以下地到处活动了。我们出于无奈大量应用秋水仙碱的副作用，居然误打误撞解决了患者的大问题！

除了这位患者，我还碰到过另一例非常有意思的病例。

这是位心肌病、心力衰竭的患者，合并甲状腺功能减退（简称甲减），心衰会让人出现凹陷性水肿，而甲减会让人出现黏液性水肿，这位患者两者都占了，肿得非常厉害，不仅体表肿，还有胸腔积液、心包积液，来了以后，很快就失去意识昏迷了。

两种水肿交织在一起，非常棘手，我们决定先把他的甲减尽可能地纠正过来，让黏液性水肿好转一些，就先给他补充甲状腺素。

而甲状腺素也有一个副作用，就是腹泻。

为了尽快控制患者的甲减，我们就把甲状腺素给他从胃管里打了进去，用了之后，患者出现了腹泻，拉得很厉害，水样便，一天要拉二十几次。起初把所有人都吓了一跳，赶紧把大便送去化验，并且留了培养，生怕他又合并了胃肠感染。

这位患者的大便化验结果都是正常的，我们就考虑是不是甲状腺素的副作用引起的腹泻，可不使用甲状腺素就无法控制甲减，这可怎么办？

正当我们觉得棘手的时候，患者的水肿消下去了很多，胸腔积液、心包积液也减少了，过了 2 天，患者居然苏醒了！

这可真是意外之喜，但是这样一直拉肚子也不是个事儿啊，这样拉肚子会电解质紊乱的，于是我们一边给他补充电解质，一边给他吃洛哌丁胺止泻，1 天 3 次，1 次 2 粒；但他每天还是要腹泻 4～5 次。

患者就这么每天 3～4 次地拉着肚子，心衰居然逐渐在好转！最后顺利出院了。又是一次误打误撞的腹泻，把这个患者从死神的手里拉了回来。

这两次经历都有那么些"误打误撞"的感觉。

中医有种疗法叫做通腑泻浊，正是让水湿随大便排出。我就在想，泻腑通便是不是也可以用来治疗心衰呢？

有些患者心衰的时候，皮肤水肿得很厉害，还有的患者胃肠道也是淤血的，这时候往往表现出来大便稀烂而黏冻，这类患者的大便常在利尿后转干，中医上把这个方法称为利小便实大便。

那么，是否可以直接用泻腑通便法，也就是用通便的药让患者排出肠道多余的水分，来达到治疗心衰的目的呢？如果可以，那又该选择什么药？

我好像抓住了什么，但又好像在云里雾里，不甚明了。而解开我迷雾的机会，终于在若干年以后到来了。

那是一位叫志明的患者，让我对他印象最深刻的就是他那肿大得像小号皮球一样的阴囊。经过多年的治疗，他对利尿药耐药了，这一次甚至静脉用药也不管用。观察了几天，小便也还是不多。查房时，他对我说："哎！我现在饭也吃不下，大便也拉不出。"

其实像这样的患者，不仅体循环里的血容量很多，而且还有更多的水漏到了组织外面去，形成了腹水；腹水鼓胀影响了肠道，所以肠功能也出现了紊乱。腹水、小便少、大便也不通，让水没有地方可去。

这时我突然想起了那两个"误打误撞"的病例，顿时豁然开朗。

于是我就找来志明的爱人，她开口就是："崔医师，这次要我去买什么药吗？"我说这次不用去买药，这次我要给他吃的药很便宜的，但吃完以后呢他会拉肚子，要和你提前说一下，如果他吃了药出现了拉肚子的情况是正常现象，你不要稀奇，我希望通过拉肚子的方法把他体内的水分拉掉。他爱人表示同意，因为志明刚好大便也拉不出。

于是我就让他分2次口服了玄明粉[*]。当天他就解了一次大便，量很多。第二天又解了2次大便和一些黏冻。随着大便的排出，他的肚子越来越小，腹内压一降低，小便也开始增多了。

志明之前的腹水引起了腹内压的升高，在心输出量不足的情况下，进一步加重了肾脏灌注的减少。当大便解出来以后，腹内压的降低可以减少肾脏的负担，增加肾脏的滤过。于是利尿药又逐渐显效了。

就这样，通过前后分消，通大便而利小便，志明度过了"一劫"。

在后来的临床中，我也有反复实践和应用，特别对于胃肠淤血严重的情况下的心衰屡有见效，渐渐地还有了自己的心

---

*注：玄明粉即无水芒硝，载于《神农本草经》，列为上品，为天然硫酸钠经加工精制而成的结晶体，苦咸性寒，属盐类泻下药。临床应用中，由于芒硝具软坚泻下、清热消肿之功效，广泛用于实热积滞、大便燥结、满腹胀痛、目赤肿痛、皮肤疮肿等证候。现代药理研究表明，芒硝的泻下作用是因为硫酸钠水解后产生硫酸根离子，不易被肠壁吸收，存留肠内形成高渗溶液，阻止肠内水分的吸收，使肠内容积增大，刺激肠道，促进肠蠕动而致泻。用于心衰正好使肠道积液析出而排至体外，正是这一味玄明粉，让水随大便排出来，达到了"通腑泄水、前后分消"的效果！

得，但也有了更多的不解。

用玄明粉泻下时，达到效果就应该停用了，否则会损伤人体的正气，在方剂配伍上也要酌情添加扶正之剂。患者小便可以在床上，但是起身去厕所就有颇多不便了，所以对于动辄喘促的患者，在治疗方法上利尿和泻下有先后之分；利尿和泻下对于电解质都有影响，但是哪个对电解质的影响更大呢？这还不得而知；或许泻下太过所致的脱水比利尿更重；除玄明粉之外，大黄、芦荟等泻下药是不是也有泻腑通便而治疗心衰的功效呢？

路漫漫其修远兮，这些心得与疑问，也鼓励着我在从医的道路上越走越远……

在从医的这些年里，像这样偶尔发现药物副作用也能派上大用场的事情时有发生，只要善于总结，就会渐渐从懵懂到了然于胸，甚至独辟蹊径，主动应用一些药物的副作用去达到治疗作用。

总而言之，医师需要有一双善于发现的眼睛和一颗善于总结的心。

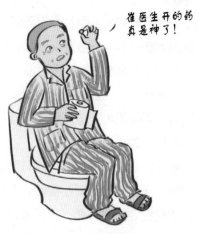

崔医生开的药真是神了！

神人志明的故事
——奥数题解决水肿病

志明是一位先天性心脏病法洛三联症的患者，他在 20 多岁的时候进行了手术，结果手术以后，在出院的当天就晕了过去，紧急送回医院，原来是发生了恶性心律失常，室速一发作他就晕过去。在医院待了一段时间以后，他再次出院，结果回家没几天又晕了过去，就这样他断断续续地在医院里住了将近 1 年。

后来他觉得自己只要一回家就会晕过去，在医院却没事儿，他想自己是不是被吓着了，所以他常常白天溜回家，晚上再回医院睡觉，慢慢地隔天回家 1 次，终于在住了 1 年多医院以后回到了家里。

这都是志明在我问他病史的时候给我讲的故事。这次志明怎么会到医院呢？

原来他的阴囊逐渐胀大，而且胀得满满的，外面都能滴出水，一个典型的阴囊水肿。一查发现他是低蛋白血症，白蛋白只有 19g/L，就觉得阴囊水肿是低蛋白血症引起的。为什么低蛋白血症会引起水肿呢？血液中蛋白含量低，人体血管以及淋巴管不是封闭的，当组织内渗透压低于血液，血液中的血浆就会进入组织液引起水肿。

但是，补充了白蛋白以后病情并没有明显好转，阴囊逐渐肿得像小号皮球。天天躺着动都不能动，两条腿无法并拢。

刚开始志明住在监护室外面，主任看过他以后把我叫过来说："小崔啊，这位患者你动动脑筋，看看怎么把他治好，他就转到你负责的监护室吧。"于是志明就住进了监护室，问病史的时候，就有了起先的一幕。

志明觉得自己是神人，老是得那种怪里怪气的毛病，在医院里不发作，回家就发室速，这次肯定也是种怪病。我对他说："确实是怪病，我这个小医师还不知道能不能把你治好，我尽力吧。"

我仔细看了他的病史，他确实患有比较严重的低蛋白血症，但奇怪的是他的肝功能挺好，并没有出现白蛋白合成降低的情况，排除肝脏出现肝硬化，乃至引起肝功能下降，蛋白质合成不足的现象，也没有出现蛋白尿。既没有生成不足又没有丢失，那他的白蛋白哪去了呢？

第二个问题是，既然他是低蛋白血症，他应该全身都肿，最起码下垂部位肿，为什么就肿在阴囊呢？

百思不得其解，再仔细查体，发现志明有个特点，皮肤较黑，浑身的浅静脉都比较显露，有点像练健美的、体脂率很低的人。但他的肌肉也不强壮，为什么浅静脉会显露呢？原因是他的先天性心脏病会引起右心衰竭，以至于体循环淤血，静脉压比较高。但静脉压比较高为什么就会出现白蛋白低呢？

我决定从源头上去找答案。想看看是不是因为心源性的肝脏淤血造成了白蛋白低，于是我请来了上海市一家以消化科闻名的医院的专家吴教授来会诊，他来看了以后提出了一个全新的观点，他认为志明的这种病是一种肠道漏白蛋白病，就是说志明的白蛋白生成没有问题，是丢失问题，但是丢失不是通过肾脏丢失，而是在肠道里通过大便丢失。蛋白丢失性肠病，是因为静脉压太高了，以至于肠道的静脉压也很高，白蛋白会通过静脉漏到肠道里，然后排掉。

当然，这只是一个假说，如果想要明确诊断，必须要使用白蛋白示踪剂，也就是给体内的白蛋白做标记，白蛋白排到哪里，我们通过 X 线可以找到。那么，如果示踪剂在肠道里出现，就是蛋白丢失性肠病了。

大家听到这个解释以后有一种豁然开朗的感觉。因为吴教授说这种情况他已经碰到过几例了，但限于当时的条件，没有办法去给患者进行白蛋白示踪。志明说："我就知道自己是怪毛病，崔医师，你知道原因就行了，我现在对这些名词一点都不感兴趣，我只想知道我这个'皮球'什么时候能够变小，不要天天水嗒嗒的。"

"嗒嗒滴……蛋白丢失性肠病……补充白蛋白也没有好转……"脑子里这几个概念轮番浮现，我突然想到了一道数学题，就是说一个池子上面有个水龙头，底下有个出水管，如果把出水管堵住，单独打开水龙头（进水管）的话，2 小时可以把水池放满。如果放满了水，单独打开出水管的话，3 小时可以把水放完。现在问：同时打开进水管和出水管，需要多长时间可以把水池放满？

我记得以前碰到这类题的时候，觉得太无聊，这不浪费水吗？又进水，又出水，纯粹就在玩数字游戏。

但今天不一样，我想到这道题的时候就在想，为什么志明的水肿消不掉？是不是因为我们补充的白蛋白少于他漏掉的量，所以不能够把水分从组织间隙吸回静脉，通过肾脏排出体外。

进水速度小于出水速度时，水池是放不满的。那如果说我每天补充的白蛋白量大于丢失量，也就是水龙头的注水量大于出水管的排水量，水池才可能放满，白蛋白才能补上去。于是我就找到他的家属："志明现在的情况呢，我觉得可能需要花点钱。"

"没事，都已经到这个地步了，钱总是要花的。"

"也不用多，我们先试一个礼拜看看。你去买人血白蛋白。"

"买了呀，以前一个礼拜吊 1 瓶白蛋白也不行，吊 2 瓶也不行。"

"不，我们一天吊 2 瓶试试看。"

"一天要吊 2 瓶？"

"是，我觉得他每天漏掉的白蛋白非常多，你一个礼拜吊 2 瓶还不够他漏的呢。"

"嗯，好吧。"

他爱人买了人血白蛋白，我的探索性治疗开始了，每天 20g 人血白蛋白吊下去以后再用利尿药把多余的水分排出来。第 5 天，当 10 瓶白蛋白吊完后，阴囊像泄了气的皮球，虽然说还有点大，但是里面的水基本上干了。水肿虽然退了，但是我的第二个疑问还是没有解决。为什么就单单肿在这儿呢？

数年以后，志明的阴囊又肿了起来，不过这一次不是因为水肿，而是因为疝气。那次我找到了当年阴囊水肿的答案了。他腹壁这里有个缺口，当时肯定是一个可回纳的疝，而且脱出的机会不多。但是由于有这个薄弱的环节，所以这里形成水肿的机会就比较大。他做了斜疝手术以后，阴囊肿大再也没有发生过了。

当时大家看到志明的情况改善后都非常地高兴，我也能感受到学生和其他小医师投来的佩服的目光。可是我心里在想，以后可得让自己的孩子把数学学好，数学是一切科学的根本，你看，连看个病都得用解奥数题的思维来解决。

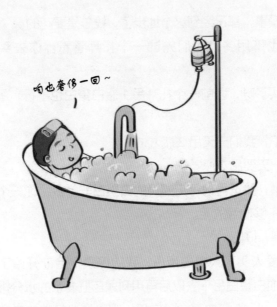

天赋异禀的"龟息"少年

　　儿子不适应体制内的高中，于是我们选择了一所澳大利亚方向的国际学校，转眼就要参加澳洲高考了，这让我不禁想起，多年前也有一位想去澳洲留学的孩子，在我的门诊就诊。

　　有一天，一对母子来到我的诊室，孩子坐下后一脸淡定，而妈妈却是满脸愁容，我问少年："你有什么不舒服吗？"少年说："我没有不舒服。"我再看看他的妈妈，好像母子俩也没有特别逆反的青春期矛盾的感觉，只见妈妈从一个牛皮纸信封里面，默默地拿出了一沓检查报告，都是 24 小时动态心电图（Holter）报告单，我一张一张地翻看，孩子平时心率只有 40 次 /min，心脏停搏时间从 3 秒多、4 秒多、5 秒多，最长的一次心脏停搏了 6.2 秒，每个心脏停搏的数据上都用铅笔画了一条线，我明白了，这是一个"心动过缓，窦性停搏"的患者。

　　我抬起头看着孩子妈妈说："你孩子这个指标，应该装人工心脏起搏器啊！"

　　孩子妈妈说："我已经看过上海各大医院的专家了，都是这个结论，但是我还是想请您帮我看一下，除了装人工心脏起搏器还有没有其他方法？"

　　我问孩子多大了，他妈妈回答说："今年 18 岁，本来打算去澳洲留学，因为这个病不知道还能不能出去。"

　　我看了看她的脸，再看了一眼孩子，心想：18 岁，8 年一个人工心脏起搏器，这要换多少个呀……我明白这位妈妈的苦处和担心，于是我就问孩子："你有没有晕过去的时候？有没有过眼前发黑？"

孩子打断我说："医师，你别问了，每位医师都这么问我，我真的是什么感觉都没有，而且我喜欢长跑，我觉得越跑越带劲儿！"

我问他："跑步的时候你会很舒服吗？"

他开心地回答我说："是啊！我跑步的时候可舒服了！"

我感觉到有点异样，于是我对他妈妈说："这样吧，我不能保证一定能治好他，但是我觉得有希望，你让孩子住到我们心内科监护室去，我来观察一下。"

孩子妈妈露出了一丝笑容，眼睛里似乎闪着一道光："好！好！我就是想让您好好给他看看。"

第二天我查房的时候，远远地看到那个孩子坐在床上看平板电脑，监护仪上显示心率每分钟 40 多次，偶尔 30 多次。

我走到床前跟他聊天，他看到我便放下了平板电脑，说话的时候心率 45 次 /min，然后我开始逗他，说一些趣事，这时心率到了 50 次 /min。我告诉他一会儿要给他做些检查，孩子看着我点了点头，又拿起手里的平板电脑看了起来，我回到了监护仪显示器前，这时候心率又逐渐回到了 40 次 /min、30 次 /min……

主治医师王医师说："崔老师，你看他这个心率太慢了，是不是还是装个人工心脏起搏器保险点？"

我对她说："你发现他的特点了吗？他一跟你说话，心率就快，而且他很喜欢跑步，长跑的时候会很舒服，所以我怀疑他的窦房结并没有坏。"

王医师疑惑地看着我，问道："那他的心率为什么会这么慢呢？"

我说："应该是一种先天性的神经分布异常，调控我们心脏窦房结的神经有 2 条，一条是交感神经，另外一条是迷走神经，他很有可能是迷走神经分布得更多，迷走神经更亢奋，所以平时他没有运动、不激动的时候，迷走神经占了绝对优势，表现为心率慢、血压低，就像我以前说的午后吃完饭打瞌睡的感觉，可是一旦他运动起来，交感神经一兴奋，心率马上就能快起来。"

王医师问："那我们应该做什么检查？"我说："做个最简单的阿托品实验。"

我让护士拿来阿托品，根据千克体重算好了使用剂量 1.5mg，静脉注射阿托品后，只见监护器的心率 50 次 /min、60 次 /min、70 次 /min、80 次 /min、90 次 /min，最后到了 120 次 /min，我和王医师相视一笑，这个实验证明了我的猜想。阿托品试验阳性就意味着，通过阿托品解除了迷走神经对心脏的控制以后，心率如果能够大于 90 次 /min，那就说明心脏本身的窦房结是好的、没有问题，只是受到外界的抑制罢了，就好比一个才子老是怀才不遇，一旦给他机会，他就能发挥得很好。这个孩子的心率不但能够到 90 次 /min，而且能到 120 次 /min，说明他的窦房结是杠杠的。

我找来他妈妈，对她说："你儿子住进来这几天，我观察到他睡觉的时候心率很慢，但是说说话、笑一笑心率能够变快，我认为他可能是控制心脏的神经出了问题。影响心脏的神经有 2 条，一条是让心率变快的，一条是让心率变慢的。让心率变慢的那条神经到了晚上作用更强大，会让心率变得更慢，所以他晚上出现了心脏停搏现象，也许是因为你儿子先天这根神经的分布就过多、过强了。要想不装人工心脏起搏器，我们要想办法把他另外一条能让心率变快的神经——交感神经兴奋起来，打破迷走神经的桎梏！"

妈妈睁大眼睛看着我："也就是说不用装人工心脏起搏器了？"我说："当然，以我的判断，他完全可以不装人工心脏起搏器，而且我也了解你的担忧，这么小就装人工心脏起搏器，这一辈子得换多少个……"孩子妈妈忙说："是啊！而且我还想让他出国留学呢！"我说："出国留学的事先放一放，给我点时间，我会把他的心脏调好的，但是……"我停顿了一下，孩子妈妈又很紧张地看着我："但是什么？"我说："但是，有一点小难题，我希望他服用的一个药，我们医院没有，而且据我所知，很多地方都没有。"孩子妈妈问："什么药？"

我说："阿托品，其实这是一个非常便宜的药，我之前给您儿子做的试验就是用了阿托品，但那是针剂，在医院里是作为急救药品备在抢救车里的，可是口服药片在市场上断货好久了，不过我刚想起来，有一次我在急诊碰到一个小时候得了心肌炎心率一直慢的姑娘，她告诉我她经常在上海某一个区级医院配阿托品，你不妨去试一下？买到药以后我们就开始治疗。"孩子妈妈说："好的，我一定买到药带回来！"

没想到第二天，他妈妈真的带着药来医院了，她说："我发动了我身边所有的亲戚朋友，包括周边江苏、浙江的朋友，我让他们尽量到小城市、小城镇去，已经有好几个人和我说找到了，所以崔医师您放心用吧！"我心想：有时候我们说没有药怎么办，可能因为生病的不是自己的孩子，如果是自己孩子的话，作为父母肯定会不惜一切代价找到这个药。

我开始制订治疗方案，首先每天口服传统中药——麻黄附子细辛汤，以此作为基本用药，按照我们传统医学的说法，就是温阳、活血、通窍，用现代医学的说法，就是解除过高的迷走神经张力。

除了传统中药，再服用一种治疗哮喘的西药——β受体激动剂，它可以扩张气道（治疗哮喘时需要问一下患者平时心率快不快，如果心率快的话，用这个药要当心，因为它的副作用就是让人心率增快）。这个孩子没有哮喘，但是这个药的副作用对他是有好处的，而且还不能用太新的药，新药选择性更好，副作用更小，副作用要是没了，我用这个药的目的就达不到了。服用方法：1天2次，孩子睡得比较晚，睡觉之前再吃一顿他妈妈费尽九牛二虎之力买来的阿托品。

孩子继续住在病房里观察了几天，我其实最怕的不是他心率太快了，我是怕他用了阿托品以后可能会出现排尿困难，因为阿托品还有一个副作用——尿潴留，如果有前列腺肥大的老年人吃阿托品，很有可能出现排尿困难，还好他是一个少年，拥有健康的前列腺，所以一点问题都没有。

几天后，他的平均心率明显上升到50次/min，我就让他出院了。1个月以后复查动态心电图，他的心脏停搏缩短到3秒左右。再过一个月复查缩短到2秒左右了，我们的治疗取得了很好的效果，于是我和他妈妈说可以准备出国的事宜了。孩子妈妈非常高兴地看着我，属于恨不得上来抱我一下的感觉，可这个孩子还是非常淡定，他淡定的样子给我留下了非常深刻的印象。他看平板电脑的时候那么专注、那么淡定，听到自己病情的好与不好，也是那么的淡定。

古代的高僧、印度的行者，他们修行的目的很多时候是为了进入一种冥想的状态，可以让自己的心率变慢、血压降低、代谢减慢，据说有的埋到土里好久，挖出来以后还是活着的，叫龟息大法，我心想这个孩子是不是天赋异禀，如果他训练龟息是不是更容易一点？之后孩子去留学了，每年回来一次做动态心电图，心脏停搏时间基本控制在 2 秒左右。

渐渐地，阿托品真的买不到了，停药以后，动态心电图显示他的心率没有明显减慢，出国以后服用中药也越来越难了，只能带点成药，再后来就只服用那个用副作用来治疗正事儿的药了。

他研究生毕业回国，正赶上疫情，他妈妈带着他来门诊看我，和我说："崔医师，我们家孩子不出去了，也不方便出去了，还是在国内好。"我说："今天来就是想告诉我这个消息吗？"孩子妈妈说："不是的，孩子病好了不用看了，可我发现自己开始烦躁了，您帮我看看更年期吧！"

其实从这个孩子身上，我有一些思考：有时候制订一个医疗常规是满足了大多数患者的需要，世界上可治疗的疾病中80% 可以根据指南去处理，但是还剩下的 20% 是需要个体化医治的。培养学生也是这样，可能按照常规的教育方式，按部就班，80% 的学生或者进入技能学校，或者进入高中、进入大学，可以顺利地从学校走向社会，可是还有 20% 就会有各种不适应。我家孩子还算幸运，进入国际学校以后找到了适合自己的学习方式，但是可能还有很多学生，没有机会找到适合自己的学习方式，只能在自己不适应的环境中拼命挣扎……实际上，很多事情都是二八原则，医疗如此，教育也如此。

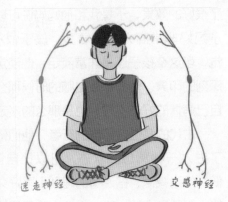

迷走神经　　交感神经

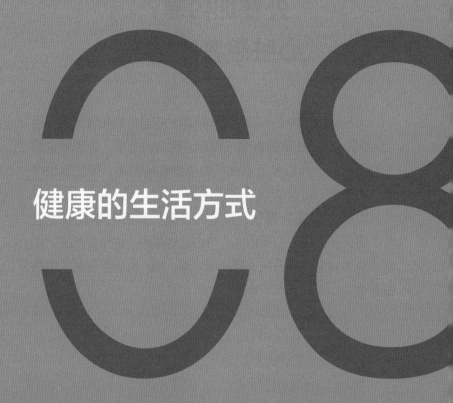

健康的生活方式

外寒加内寒，
心脏患者咋过冬

近日阴雨连绵，一场秋雨一场凉，在这里我和大家说一说"秋冬养心"。正所谓春温、夏热、秋凉、冬寒，冬天最主要的特点是寒。所以冬天心血管病发病率特别高，死亡率也很高，需要养心。

又所谓春生、夏长、秋收、冬藏，我们经常说冬令进补，冬天补进去，你保得住，可以让明年用，这个是机会。中医说有六种邪气——风、寒、暑、湿、燥、火，冬天最大的挑战是寒。

● 寒有什么特点

第一，寒主收引。

"寒"了以后，会出现往内收的感觉，筋脉拘急，关节痉挛疼痛，比较容易出现关节不利。血管也会收缩，一收缩，血压可能就上去了。

第二，寒性凝滞。

"寒"了以后水会结冰，血液也会流动得慢一点，流动得没有那么畅通，叫凝滞。冬天血流会变慢，心脑血管疾病的发病率也会升高。

第三，寒伤阳气。

冬天有些人会手脚冰凉，倦卧，动都不想动；有些人会夜尿清长，起夜多。这些都是阳气受损的表现。这就是寒的问题。

• 秋冬季节，我们要特别注意高血压

我经常跟患者说：夏天天气热到可以去水上乐园的时候，要量量血压，说不定要减药。天一热，外周血管一舒张，血液"容器"扩大以后，血压就会降低。而"秋风起，蟹脚痒"，开始吃大闸蟹的时候，要量量血压，说不定要加药。天气一冷，血压就上去了。血压最怕波动，一下子上去，一下子下来，容易诱发脑卒中。高血压患者秋冬季节要天天量血压，一旦发现收缩压经常超过 140mmHg 了，要在医生的指导下，提前把药量加上去，把血压降下来，不要让血压波动。

还要特别注意，《黄帝内经》载："冬三月……早卧晚起……必待日光……"说的是冬季起居有这样一个特点：不仅要早睡，还要晚起，太阳还没有出来，大地的阴霾还没有散掉，这个时候阳气不足。

老年人这点做得最差，"我要锻炼！要买菜！要送小孩上学！"他们早晨起得很早，先去锻炼，回来以后要吃完早饭再吃降血压药，可是运动的时候血压就已经升高了，降血压药吃得太晚了是要出问题的。

早晨这个时间段容易出问题，《新英格兰医学杂志》发表过一项研究：分析每天不同时段脑卒中和心肌梗死发生的时间，发现在早晨 6 点至上午 9 点的时间段发病率最高，其实这也是迷走神经与交感神经交接班的时候，这时最容易出问题。

既然早晨容易出现高血压、早晨"阳气不足"、早晨容易

出现心血管事件，那冬天请避开这些"危险"，锻炼不要在早晨！

• 除了以上这些要点以外，还要讲讲已经有心脏病的人冬天怎么办

中医说五脏配五行，叫"木、火、土、金、水——肝、心、脾、肺、肾"，五行相生相克。

先说说火，心脏不好的人火出现了问题，心脏受损害以后容易损伤人的阳气，阳气不足，就会出现寒。这个寒和冬天的寒不一样，冬天的寒是外寒，而这是内寒，是由于急性和慢性的劳损导致阳气虚衰，内寒上升。

就像火炉里的火不足，水烧不开，就是冷的。而内寒就是因为阳虚，心脏受损的人特别容易出现阳虚的问题。

• 心脏为什么会受损呢

现在在中国，发病率最高、占据死亡率第一位的就是冠心病——心血管堵住了。所以急性损伤是以心肌梗死为主，慢性损伤是心力衰竭，心力衰竭是所有心脏病到了终末期的表现。

下面，从中医角度来说说心脏疾病是如何影响到心气和心阳的。

气是什么？气是活力和精神。心肌梗死，有些人一下子就过世了，或者一下子就休克了，阳气一下子没了，叫心阳暴脱。有些人救过来了，但病情也很危重，叫心阳式微。上海有很多胸痛中心，只要出现胸痛马上去！最好2小时之内，把血

管一打通，损伤就小，那就仅仅是心气受损。

心力衰竭，刚开始总是心气受损，阳气不足，随着病程进展，阳气越来越少，心脏功能越来越差。

心脏是发动机，有 100 分的血液，最好能够一下子"打"出来大于 60 分；如果只能打出来 50 分就马马虎虎；如果只有 30 分怎么办？肯定不行，就会出现很多症状。心力衰竭会出现喘息、水肿、心慌。

● 如果发生心肌梗死怎么办呢

以前基本上没有好办法，但随着医学的发展，现在有了介入手术（在一些不发达的地区，没有介入，但是有溶栓），心肌梗死患者的死亡率大大下降。现在的治疗步骤是从危重急症的处理，到保护心肌、心脏功能，让它以后不要受损得更厉害，心脏不要衰竭，最后到让心脏康复。

所以我们在手术之前就要给患者用一些中药，保护心脏的阳气，术后再调养一下。补心气、护心阳尤为重要，这是中西医结合治疗的良好切入点，能够让救治更加完美。

面对"外寒 + 内寒"，我们该怎么办？要温阳散寒！

老百姓有一种想法是：药不如食，经常有人问我："崔医师，我平时吃点什么好呢？"

那我会问你是什么情况，如果你只是亚健康，吃点保健品或者食疗也可以，但如果是疾病状态了，就要先把病看好，在医生的指导下进行调补。

我不是营养专家，我开不出食疗方。同时需要注意：食疗！不是让你天天吃！

最后与大家分享两句养生金句。

1. 虚邪贼风避之有时，恬淡虚无，真气从之，精神内守，病安从来。——精神状态决定健康状态。

2. 智者之养生也，必顺四时而适寒暑，和喜怒而安居处，节阴阳而调刚柔，如是，则辟邪不至，长生久视。——起居生活，顺应自然。

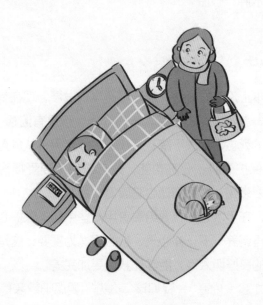

烟草烧脑、伤心、伤肺

• 吸烟，百害而无一利，那人为什么想吸烟

想象我们大脑中有一排投币机，旁边有硬币，如果硬币投到投币机里面，它就会唱歌、放音乐，我们就会快乐。

我们大脑中有一个奖励中枢，这个硬币就是多巴胺——大脑中分泌的一种神经递质，投币机是多巴胺的受体，硬币投进投币机的时候就是多巴胺刺激人体的多巴胺受体，让人产生欣快感、满足感。

当人看到美好的事物、吃到可口的食物、见到了特别想见的人，或者工作成绩出色、获得老板的褒奖，这些都会刺激人体分泌多巴胺。多巴胺越多，快乐的强度越高，持续的时间越长。当然过了一段时间以后，这种快感就会减弱，刺激人去不断获取这种快感，那么，人就会有前进的动力。

世界上还有一些东西可以直接刺激人的奖励中枢分泌多巴胺以获取快感。这些东西就包括了烟、酒、咖啡、茶等。

所以当人吸食烟草的时候，大脑会产生多巴胺，产生兴奋的感觉，得到快感。简而言之，吸烟，是为了快乐！

• 从医学角度讲，我们为什么倡导戒烟

有的人会说既然烟草可以让我们获取快感，这不是挺好的吗？干吗要去戒呢？这是因为人类对健康有了进一步的要求。

烟草的消费量从 20 世纪 20 年代开始逐渐上升，我们可

以看到三四十年代的很多海报以及广告里面都有烟草的踪迹，也就是说当时吸烟是一种时髦，是一种"酷"。据统计，到 20 世纪五六十年代，人们发现癌症的发生率上升了，然后就有了烟草消费的一个低潮，但是消费的惯性很大，一直到了20 世纪 60 年代美国发布了国民健康报告以后，烟草的消费到了顶峰以后才慢慢地开始往下滑。但与此同时，癌症的发生率还在逐渐上升。一直到 20 世纪 90 年代以后，癌症的发生率才下降，其中存在着惯性。烟草消费的减少并不能马上导致癌症发生率下降，要过 30 年左右才会有比较明显的下降。

从医学的角度看，20 世纪 70 年代，发表的论文主要集中探讨的是烟草和肺癌的发生；在 20 世纪八九十年代以后，慢慢地就转化为烟草和心血管事件发生之间的关系，发现了吸烟的和不吸烟的人冠心病发生率相差 3 倍以上。

《中国吸烟危害健康报告 2020》中的一组数据值得充分重视——我国吸烟人数超 3 亿，2018 年 15 岁及以上人群吸烟率为 26.6%，其中男性吸烟率高达 50.5%，高于国际水平。烟草每年使我国 100 多万人失去生命，如不采取有效行动，预计到 2030 年将增至每年 200 万人，到 2050 年增至每年 300万人。

目前全世界每 10 个死亡者中就有 1 人与烟草有关，长期吸烟者中，有一半的人最终将会死于烟草。根据死因的不同分类，到 2015 年的保守估计，烟草导致的全球死亡情况中，33%（2 120 000）的人死于恶性肿瘤、29%（1 870 000）的人死于呼吸系统疾病、29%（1 860 000）的人死于心血管疾病，其次是消化系统疾病、糖尿病、下呼吸道感染和结核病。估计每年有 20 万人死于二手烟，这些死亡人数中 75% 是

妇女和儿童。（数据来源于美国癌症协会和世界肺健康基金会发布的《烟草图册》第四版）

• 为什么要戒烟——当然是为了健康

当人类的平均年龄还在 40 岁左右的时候，人所面临的癌症、心血管病等事件的发生率很低，烟草的毒害并没有显现出来。目前全世界人口平均年龄 79 岁，而上海市人口平均年龄已经高达 84 岁，现在平均年龄增高了，我们想活得越来越长了，而心脑血管疾病、癌症变成了人类主要敌人的时候，当然就要把"助纣为虐"的烟草因素去掉。

但忠实的烟民会这样对你说："又吸烟又喝酒，活到 99；光吸烟不喝酒，活到 88；光喝酒不吸烟，活到 77；不吸烟不喝酒，只能活到 66。我邻居老伯伯 90 啦！吸烟长达 70 多年！"

但我必须负责任地跟你说："这只是个例！"

统计学有一个词叫正态分布。也就是说世界上的很多事，90% 符合这个规律：吸烟可以导致癌症、寿命的缩短以及心血管疾病，但是有 5% 的人基因好，再怎么吸烟、喝酒也没事，还有 5% 的人基因不好，他没有吸烟、没有喝酒也出问题了，这里其实存在着幸存者偏差。

然而还是会有忠实的烟民这样对你说："可是！我吸烟从来不把它吸到肺里面！我全吐出来了！所以我吸烟也没有害处啊！"

以前没有 $PM_{2.5}$、雾霾的概念，现在知道那些看不见的东西里面都含有 $PM_{2.5}$，这句话完全就站不住脚了。而且现在都在说二手烟对身体的危害，即使看不见香烟的烟雾，只是香烟中的粒子吸到自己的身体里也会产生危害。你吸到嘴巴里吐出来，在你面前形成一大片烟雾，还说自己没吸烟？没吸进身体？而且吸烟的人真的可以不用想着雾霾的事，因为你多抽几支烟比你吸一两天的 $PM_{2.5}$ 对身体的危害要大得多！

早点下定决心戒烟吧！不吸烟，得癌症和心血管疾病的概率就会小一点。而且有数据表明，只要开始戒烟就有益处，戒烟 20 分钟就会让心率和血压都下降；戒烟 3 个月，循环系统出现改善，肺功能也得到提高；戒烟 1 年，面临冠心病的风险就比吸烟者少一半。

• 为什么说戒烟很难呢

因为吸烟的时间长，就不仅仅是习惯的问题，而是一种慢性成瘾性的疾病状态。

我们之前说到大脑当中有一个奖励中枢，如果你长期通过吸烟获取这些刺激和快感，人体就会觉得又不满足了！它会让投币机——也就是多巴胺受体增多，从本来的 10 个变成 100 个，这样的话硬币就不够了，为了获取更多的硬币，我们吸食的烟草量就会就越来越多。

当有一天你说我要戒烟，不再去获取这些硬币——多巴胺的时候，这些投币机就会觉得"哎呀！你怎么一点儿硬币都没有了呢？"会非常难受，人体就会出现各种戒断症状。

所以，如果你真的想戒烟，就不是克服不良习惯的问题，而是要把它当作一种病态来好好分析，然后去治疗。

治疗并不是单单有决心就能进行的！但是决心还是必须得有！

有些患者经常这样说：我已经有二三十年烟龄了，以前戒不掉，结果心肌梗死了，说戒也就戒了。为什么？因为不戒要死人的。

首先从政策上，现在已经有了这样的条例——公共场所禁止吸烟！

那么，既然是慢性疾病，我们就要慢慢地应用治疗疾病的方法来帮助你戒烟。下面介绍两种方法。

第一种——尼古丁替代

前面说了，烟草能造成成瘾，当戒烟的时候，多巴胺不够了，人会出现各种难受，出现戒烟的戒断症状。

所以不能一下子全部拿走让吸烟者"快乐"的尼古丁，用替代疗法，有含非常小剂量尼古丁的口香糖或者手上的贴片等，每天使用一点点，让身体里的多巴胺受体不至于饿死。以前每天要投 100 枚硬币，现在只投 10 枚，慢慢地，这些受体就安静下来了。同时由于得不到足够的硬币，吸烟者的大脑就会调控减少投币机，多巴胺受体逐渐回到了正常水平，这时候就不会有成瘾的戒断症状了。

第二种——安非他酮

当尼古丁来源被切断的时候，吸烟者出现情绪低落、头晕、焦虑、失眠、易怒、易激惹、食欲突然亢进、出汗、呕吐、全身疼痛，甚至抽搐、幻觉等戒断症状时该怎么办？这时就需要一种抗抑郁的药——安非他酮，它可以改善这些症状，让吸烟者能更有毅力、更有希望、没有那么痛苦地去戒烟。

除了以上这些措施，还可以借助人脑中一些受体的激动剂抢先和尼古丁受体结合，来减少对尼古丁的依赖，比如伐尼克兰，在医师的建议下可以使用，也可以帮助吸烟者尽快地戒烟。

现在全国很多地方都有戒烟门诊，有医师的指导，吸烟者可以一步一步地摆脱烟草成瘾。希望吸烟者看了这篇文章以后，能够有戒烟的勇气和决心，在医师的帮助下，逐渐地戒断烟草。

受二手烟困扰的人们，也请鼓励和支持吸烟者的"戒烟事业"。

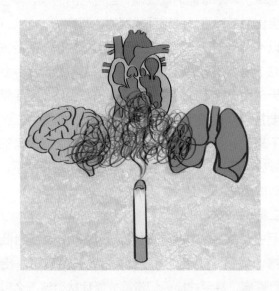

服药时到底能吃西柚吗

• 让我们来了解一下西柚是什么

西柚是一种柚子类的水果，红色的果实，味道苦、涩、酸，学名葡萄柚。

西柚中的维生素 C 含量极其丰富，能促进抗体生成，增强人体的解毒功能。其中的天然叶酸还能预防贫血，降低孕妇生育畸胎的概率。对于爱美的女孩来说，西柚中含有的维生素 P，可以增强皮肤弹性、缩小毛孔。西柚有多种吃法，除了当水果吃，还可榨成汁拌沙拉和凉菜；做海鲜时加点，能起到去除腥味的作用。西柚中含有纤维素、果胶、钾、维生素 C、叶酸、肌醇、生物类黄酮、柠檬烯等，并且是这些元素的良好来源。新鲜西柚热量低，平均每个西柚仅有 82 千卡的热量，是减重的良好水果之一。

"如此看来，西柚真是不错的水果啊，作为一名最近想减肥的人，我要去多囤点货！"你是不是也这么想呀？且慢！听完我接下来的介绍，你再好好想想，你可以吃西柚吗？

最早在 1989 年，Bailey 等人在降血压药非洛地平药动学和药效学影响的临床试验中，无意间发现葡萄柚汁可以明显升高非洛地平的血药浓度。1994 年，首先发现它可以增加非洛地平的生物利用度。研究发现，西柚汁的成分主要被体内一种药物代谢酶——细胞色素 P450（CYP450）系统中 CYP3A4 代谢，同时它也能抑制这种代谢酶的活性，从而抑制了药物的氧化代谢。自此，西柚汁（葡萄柚汁）影响临床药物血药浓度及药效的现象引起越来越多临床医师及研究学者的关注。

简单来说，西柚会影响药物在血液中的浓度变化，药效也就会有影响。

上文提到的 CYP450 氧化酶是人体内重要的代谢酶。已经确立临床有 90% 以上的药物经过这种代谢酶代谢。

药物在身体内的代谢过程好比一场奇幻漂流，而代谢酶就如道路交通管控员，它对药物的代谢过程进行规则约束。这时西柚以"拦路虎"的身份出现了，它带走了"交管员"——代谢酶，药物失去了管控，在体内形成蓄积，于是血液内药物的浓度上升，药物治疗作用过度，或者副作用、不良反应也都变大了。

• 西柚与心血管病治疗药物的相互作用

1. **调节血脂药** 如阿托伐他汀、洛伐他汀、辛伐他汀、普伐他汀，经常与西柚同时摄入可能出现肌痛、肌无力、肌肉肿胀等横纹肌溶解表现，30% 的横纹肌溶解患者会出现急性肾衰竭。美国食品药品管理局（FDA）于 2014 年 1 月发布消费者健康资讯，建议应避免西柚与部分药物同时摄入，并列出了可能发生相互作用的药物，其中包括辛伐他汀、阿托伐他汀、洛伐他汀及其他经 CYP3A4 酶途径代谢的药物等。曾有服用辛伐他汀的患者食用新鲜西柚 10 天后出现横纹肌溶解的报道。

2. **抗心律失常药** 胺碘酮、奎尼丁、决奈达隆与西柚同服可致尖端扭转型室性心动过速而危及生命，与普罗帕酮、维拉帕米同服可致心动过缓、房室传导阻滞，这些疾病都可能引发猝死。

3. 治疗心衰药　如依普利酮，与西柚同服可致高钾血症、严重心律失常。

4. 抗血小板药　如氯吡格雷、西洛他唑、阿哌沙班、利伐沙班，与西柚同服可致消化道出血。

5. 抗高血压药　如缬沙坦、氯沙坦、硝苯地平、尼美地平、尼群地平、尼卡地平、马尼地平、非洛地平，与西柚同服可致低血压、外周水肿。

西柚除了与上述心血管科常用药物相互作用外，对许多免疫抑制剂：环孢素、他克莫司（FK-506）和西罗莫斯；抗艾滋病的人类免疫缺陷病毒（HIV）蛋白抑制剂：沙喹那韦、那非那韦、利托那韦；抗过敏的抗组胺药：特非那定、阿司咪唑、氯雷他定；勃起功能障碍治疗药：西地那非；消化系统药物：西沙必利，都有相互作用，可提高药物的生物利用度而产生不良反应。

但是，脱离剂量谈毒性那是没有意义的，所以到底是半个？还是一个？还是 2 个西柚会影响我们的药物浓度呢？

相关研究表示，一个完整的西柚或 200ml 西柚汁足以导致临床相关药物浓度增加和随后的副作用。从时间上来说，西柚对 CYP3A4 的作用可持续长达 72 小时，因此在使用可能与西柚产生相互作用的药品的前后 72 小时，应避免食用西柚或其制品。对于基础疾病较多的老年人来说，已经服用许多药物了，药物与药物之间有时还会产生相互作用，这时又来了一个"小顽皮"西柚，对老年人来说是得不偿失的，因此，在服用上述药物时，就别吃西柚了吧！

• "柚"们以及和西柚长得像的水果是不是都会引起药物浓度的改变呢

西柚影响药物代谢酶 CYP3A4 的原因主要与其呋喃香豆素类活性成分有关。Girennavar 等从西柚汁中分离、提取出 3 种呋喃香豆素类化合物，分别为香柑内酯、6，7- 双羟基佛手柑素（6,7-dihydroxybergamottin，DHB）和佛手柑素。那么，同样有呋喃香豆素成分的水果是否也会引起药物浓度的升高呢？

1. **沙田柚** 和西柚都含有呋喃香豆素，只不过沙田柚中呋喃香豆素的含量比较少，对 CYP3A4 的抑制功能不如西柚那么强烈，服用药物期间，例如靶向药、降血压药、降血脂药、抗过敏药、镇静催眠药、免疫抑制剂、避孕药的患者建议也不要吃沙田柚哦！

2. **红心柚** 和西柚长得特别像，和沙田柚也是好兄弟，都是柚子辈，服用药物期间也不要吃哦！

3. **橙子** 橙子和西柚长得有点像，它可以轻微地影响 CPY3A4 的活性，但是并不能造成影响，患者们可以少量地吃哦！

4. **橘子** 橘子和橙子一样，含有的呋喃香豆素非常少，大家也可以适量吃哦！

其实药物与药物、食物与药物都会有一些相互作用，我们不需要去过分在意很微小的相互作用，若是很严重的相互作用，医师在给你开药的时候，一定会细心地提醒你的！

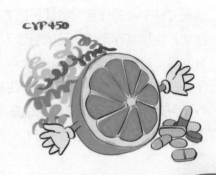